Isabella Heuser

Alzheimer und Demenz

Wissen, was stimmt

HERDER spektrum

Band 6189

Das Buch

Was meint »Alzheimer«, was »Demenz« und wie grenzt man diese wiederum von »normaler« Altersvergesslichkeit ab? Was sind eigentlich die typischen Symptome und welche Behandlungsmöglichkeiten gibt es? Isabella Heuser gibt eine verständliche, mit anschaulichen Beispielen illustrierte Einführung, die in knapper Form über die verschiedenen Formen von Alzheimer und Demenz sowie Krankheitsursachen, Symptome, Krankheitsverläufe und Therapiemöglichkeiten informiert. Verlässliche und klare Informationen einer renommierten Expertin.

Die Autorin

Isabella Heuser, Prof. Dr., Ärztin und Psychologin mit dem Schwerpunkt Gerontopsychiatrie, ist Direktorin der Klinik für Psychiatrie und Psychotherapie an der Berliner Charité. Sie arbeitet seit mehr als 20 Jahren über Alterserkrankungen wie Demenz, Alzheimer und Altersdepression und ist in zahlreichen wissenschaftlichen Gremien aktiv. 2007 erhielt sie den Hildegard-Hampp-Preis für Gerontopsychiatrie. Sie ist Vorstandsmitglied des Kompetenznetz Demenzen und führt eine Vielzahl von BMBF- und DFG-geförderten Studien zum Thema Alzheimer durch.

Isabella Heuser

Alzheimer und Demenz

Wissen, was stimmt

HERDER

FREIBURG · BASEL · WIEN

Originalausgabe

www.herder.de

Umschlagkonzeption: Agentur R·M·E Roland Eschlbeck
Umschlaggestaltung: Verlag Herder
Umschlagfoto: © Corbis
Foto der Autorin: © privat
Layoutkonzeption. rsrdesign, Wiesbaden

Herstellung: fgb · freiburger graphische betriebe
www.fgb.de

Gedruckt auf umweltfreundlichem, chlorfrei gebleichtem Papier
Printed in Germany
ISBN 978-3-451-06189-9

Inhalt

Einleitung

Denn so, wie nicht jeder Wein mit dem Alter sauer wird, so wird auch nicht bei jedem Menschen das Alter sauer.

(Cicero: de senectute, XVIII 65)

Googelt man die Verbindung »Demenz & Pressemitteilung« werden 33800 Treffer in 0,25 Sekunden erzielt! Eine stammt vom 1.7.2010 aus dem Bundesministerium für Familie, Senioren, Frauen und Jugend (BMFSFJ). Die Ministerin, Kristina Schröder, begründet darin mit dem Satz »Wir müssen uns auf ein Leben mit Demenz« einstellen, ihren Vorschlag der Einführung einer Familienpflegezeit in Deutschland.

Sucht man in der weltgrößten medizinischen Bibliothek (U.S. National Library of Medicine) nach wissenschaftlichen Artikeln zum Thema »dementia«, finden sich 114500 Artikel. Wird diese überwältigende Auswahl reduziert auf den Suchterm »Alzheimer«, die bei weitem häufigste Demenzform, werden immerhin noch 55000 Artikel gelistet.

Blättere ich in meinen Studienbüchern für »Psychologie« und »Medizin« (solche mussten zu meiner Studienzeit, 1976–1983, in Mainz geführt werden), findet sich nur bei der Medizin ein Eintrag zum Thema: »hirnpathologische Demonstrationen neurodegenerativer Erkrankungen«, ein

Kurs, der freiwillig war und sich samstags morgens im Winter keiner besonderen Beliebtheit erfreute!

Diese Beispiele sollen zeigen, wie sehr in den letzten 30 Jahren das Bewusstsein für die neurodegenerativen Demenzen im Allgemeinen und für die Alzheimer Erkrankung im Speziellen gestiegen ist. Dabei handelt es sich bei diesen Erkrankungen nicht um »neue« Krankheiten, wie z. B. AIDS, sondern um Zustände, die seit Jahrtausenden bekannt sind. Erst mit Zunahme des Anteils Älterer und Alter in der Bevölkerung, Stichwort »demografischer Faktor«, wurde das Problem zwar erkannt, gleichzeitig auch verkannt: mit dem Altern lassen »die Kräfte nach«, auch die geistigen, oder wie wir es heute nennen, die kognitiven. Es wurde von »Senilität« gesprochen und diese als ein (fast) unabweisbares Schicksal angesehen, sollte ein Mensch das zweifelhafte Glück haben alt zu werden. Erst seit ca. 40 Jahren hat sich in Medizin und Wissenschaft die Erkenntnis durchgesetzt, dass »Senilität« nicht unausweichlich ist und dass ihr Krankheiten zugrunde liegen, wie z. B. die bereits von Alois Alzheimer zu Beginn des 20. Jahrhunderts beschriebene Demenz.

Unter neurodegenerativen Demenzen werden solche Erkrankungen zusammengefasst, die in der Regel im mittleren bis späteren Alter klinisch in Erscheinung treten, meistens langsam, über viele Jahre (8–20 Jahre) zu einer zunehmenden Verschlechterung führen und deren Verlauf (noch) nicht angehalten werden kann.

Es gibt eine Vielzahl von Demenzerkrankungen, die meisten sind aber sehr selten. Auch können in Folge von internistischen oder sonstigen Erkrankungen demenzielle Syndrome auftreten, die sich häufig bei Behandlung der sog. Primärerkrankung entweder deutlich bessern oder sogar ganz verschwinden. Solche Demenzerkrankungen sollen nicht Gegenstand dieses Buches sein. Ich habe mich darauf beschränkt, nur die häufigsten zu besprechen und bei diesen den Stand des derzeitigen medizinischen Wissens darzustellen.

Obwohl die meisten der hier besprochenen Demenzerkrankungen (noch) nicht heilbar sind, gibt es dennoch große Fortschritte in der Grundlagen- und Ursachenforschung, bisher allerdings weniger bei effektiven Therapiemöglichkeiten. Dies liegt zum einen an der schleichenden, für viele Jahre klinisch nicht sichtbaren und vom Betroffenen nicht spürbaren Entwicklung der Demenzen; möglicherweise hat der neurodegenerative Prozess schon irreparablen Schaden angerichtet, bevor überhaupt Einbußen offensichtlich werden. Zum anderen liegt es aber möglicherweise auch daran, dass die »Modelle« – in der Regel Mäuse, Spulwürmer oder andere »niedrige Organismen« –, anhand derer die Grundlagenwissenschaftler ihre Erkenntnisse gewinnen, zu »einfach« sind, um daraus für den Menschen wirksame Therapieoptionen abzuleiten. Auch leben Menschen naturgemäß in einer anderen Umwelt, machen andere Erfahrungen und haben größere körperliche und geistige Anpassungsmöglichkeiten als kurzlebige »Labortiere«. Es sind auch diese Faktoren, über deren Wesen und Anteil bei der Auslösung der sog. sporadischen Demenzerkrankungen wir (noch) nicht genügend wissen.

Diese Probleme sind mittlerweile erkannt und die meisten Regierungen, so auch die deutsche, haben deshalb Anstrengungen unternommen, die klinische Therapieforschung auf dem Gebiet der Demenzen zu stärken. Eine solche klinische Forschung ist ohne Mithilfe von Betroffenen und Angehörigen und ohne Akzeptanz in der Gesellschaft nicht möglich.

Es ist auch ein Anliegen dieses Buches diese Bereitschaft zu unterstützen. Aus diesem Grunde habe ich mich entschlossen, nicht nur medizinische und wissenschaftliche Fakten zu berichten, sondern Patienten (und Angehörige) zu Wort kommen zu lassen und die Demenzerkrankungen durch ein individuelles Schicksal zu illustrieren. Allen meinen Patienten und ihren Angehörigen sei an dieser Stelle mein herzlichster Dank ausgesprochen, ich habe Vieles von ihnen gelernt und hoffe, dass es dem Leser ebenso ergeht.

Wie überall in der Medizin hat es sich auch bei Demenzerkrankungen eingebürgert, englische Begriffe und die daraus abgeleiteten Abkürzungen zu benutzen. Dies kann man bedauern, aus Gründen der leichteren Recherchen für den interessierten Leser habe ich mich aber entschlossen, nachfolgend die gebräuchlichen englischen Ausdrücke und Abkürzungen zu benutzen.

Isabella Heuser Berlin im August 2010

Gerade solche Dinge, die unbedeutend und gewöhnlich scheinen, sind ehrenvoll für den Greis, (den gebrechlichen Alten, Anm. der Verfasserin) z. B. dass man ihm Besuche abstattet, dass man seinen Umgang sucht, dass man ihm aus dem Weg geht (den Weg frei macht, Anm. der Verfasserin), dass man vor ihm aufsteht, dass man ihn von und nach Hause begleitet, dass man ihn um Rat fragt.

(Cicero: de senectute, XVIII 63)

Untersuchung und Diagnose

»Ich mache mir Sorgen um meinen Mann«

Der Pilot und Gartenliebhaber, Herr A.

Der 63 Jahre alte, hochgewachsene und sportlich-elegant gekleidete Herr A. kommt in Begleitung seiner 55-jährigen, sehr gepflegten Frau etwas zögerlich und unsicher ins Sprechzimmer. Ich stelle mich vor, schüttle beiden die Hand und bitte sie, in bequemen Sesseln um einen kleinen Besprechungstisch herum Platz zu nehmen. Er murmelt ein leises »Danke«, sie dirigiert ihn liebevoll, aber bestimmt zu dem ihm angebotenen Sessel. Es ist sehr heiß an diesem Tag, und ich trage keinen Arztkittel. Bis auf die medizinischen Bücher im Regal deutet in diesem Zimmer nichts auf meinen Beruf hin.

Verleugnung und Ausflüchte

Auf meine Frage, was sie hierher führe, lächelt Herr A. verlegen und meint, dass seine Frau der Überzeugung sei, er solle mit mir sprechen, ich sei doch so eine Art »Lotse«. »Worüber wollen Sie denn mit mir sprechen?« – »Na ja, ich habe lange als Pilot gearbeitet, dann bin ich berentet worden und jetzt kümmere ich mich zu Hause um den großen Garten. Aber meine Frau ist damit nicht zufrieden. Irgendwie mache ich alles falsch. Jedenfalls gibt es Auseinandersetzungen. Ich fühle mich von ihr bevormundet. Ich bin doch ein erwachsener Mann.« Auf meine Frage, seit wann er nicht mehr als aktiver Pilot arbeite, kann er keine genaue Auskunft geben und verliert sich in den Angaben verschiedener Jahreszahlen. Seine Frau hilft: »Das war ganz regulär mit 56 Jahren, da werden die Piloten berentet.« Die Ehefrau rutscht unruhig auf dem Stuhl hin und her, es ist ganz klar, dass sie am liebsten die Angaben ihres Mannes weiter ausführen würde. Ich bedeute ihr mit einem Blick, sich noch zurückzuhalten und ihm Raum zu lassen. Ich frage weiter: »Herr A., wie alt sind Sie denn, was ist Ihr Geburtsdatum?« Herr A. schweigt. Dann plötzlich nennt er mir sein korrektes Geburtsdatum, so wie es auf der vor mir liegenden ambulanten Akte steht. Sein Alter kann er aber nicht angeben, er meint eher unwirsch, »das können Sie sich doch auch selbst ausrechnen«. Ich antworte: »Lassen Sie es uns doch mal gemeinsam versuchen. Was haben wir denn heute für ein Jahr?« – Es ist der Sommer 2009. Er weiß es nicht. »Wenn jetzt 2009 ist, und Sie 1946 geboren wurden, wie alt sind Sie dann heute?« Herr A. erwidert: »Ist doch ganz egal, können Sie doch selbst ausrechnen, Sie haben doch da einen Computer, der kann Ihnen das ausrechnen. Das ist doch wirklich egal, ich habe mein ganzes Leben lang mit Zahlen zu tun gehabt. Was glauben Sie, wie das in so einem Cockpit ist, nur Zahlen, Zahlen, Zahlen und immer ›roger‹, ›over‹, ›roger‹, ›over‹, so etwas. Ich will das jetzt nicht.«

Zunehmende Einschränkung

Es ist klar, dass Herr A. mit dieser Aufgabe überfordert ist. Auf Nachfragen berichtet er ausführlich, dass ihm die Gartenarbeit durchaus Spaß mache, nur wenn es so heiß sei, wie heute, natürlich nicht. Er kümmere sich darum, dass die Blumenbeete immer gepflegt seien, kein Unkraut wachse und der Rasen gewässert werde. Er verstehe nicht, warum seine Frau damit nicht zufrieden sei, schließlich hätte sie viel Unterstützung, es käme eine Putzfrau einmal die Woche und auch ein Gärtner zwei- bis dreimal im Jahr, der die schwere Arbeit wie das Heckenschneiden erledigen würde. Sie lebten in guten finanziellen Verhältnissen, es gäbe eigentlich nichts zu beklagen. Auf meine Nachfragen, ob er irgendwelche Schmerzen habe, ob er sich von der Stimmung her schlecht fühle, ob der Schlaf erholsam und der Appetit wie immer sei, ob sein Gewicht in der letzten Zeit geschwankt habe, antwortet der Patient, dass eigentlich »alles fein ist«. Gelegentlich sei er zwar schlechter Stimmung und würde sich am liebsten im Bett verkriechen, aber das würde seine Frau nicht zulassen, sie würde ihn dann meistens drängeln, etwas zu unternehmen, wie zum Beispiel eine Ausfahrt mit dem Auto zu machen. Auf meine erstaunte Frage, ob er noch selbst Auto fahre, antwortet er barsch: »Das tut jetzt gar nichts zur Sache«, während seine Frau den Kopf schüttelt. Plötzlich steht Herr A. auf und sagt, er habe nun keine Lust mehr, er wolle sich lieber bei uns in den Garten setzen, wo der denn sei. Ich bitte eine Praktikantin, Herrn A. in unseren kleinen Park zu begleiten.

Steigende Verunsicherung

Seine Frau beginnt unter Tränen zu erzählen: Ihr Mann sei ein ausgesprochen erfolgreicher Pilot gewesen, bei verschiedenen Fluggesellschaften sei er rasch aufgestiegen und habe am Schluss ausschließlich interkontinental große Passagierflugzeuge geflogen. Jährlich sei seine geistige und körperliche Fitness gründlich untersucht worden, nie sei etwas auffällig gewesen. Mit 56 Jahren sei er regulär berentet worden. Sie hätten sich beide auf die gemeinsame Zeit gefreut, verfügten über ein großes Haus, hätten viele Freunde und häufig Besuch. Ihr Mann habe schon immer den Garten geliebt und diesen nicht nur angelegt, sondern auch sehr sorgfältig gepflegt. Sie sei eher für die häuslichen Angelegenheiten zuständig gewesen. In den ersten zwei, drei Jahren des Ruhestandes hätten sie auch genauso gelebt, wie sie es sich vorgestellt hatten. Dann aber habe ihr Mann angefangen zu kränkeln. Dieser Mann, der in seinem ganzen Leben niemals ernsthaft krank gewesen sei, der sich im Gegenteil immer einer ausgesprochen robusten und guten Gesundheit erfreut habe, der bis auf die Zeit einer Blinddarmoperation in seiner Jugend kein Krankenhaus von innen gesehen habe, dieser Mann habe begonnen, über Erschöpfung und Müdigkeit zu klagen und habe sich abends immer früher ins Bett zurückgezogen. Er schlafe die ganze Nacht fest durch, käme aber morgens kaum aus dem Bett heraus, habe das Interesse an seinem Garten und an den sportlichen und gesellschaftlichen Aktivitäten des Ehepaares verloren. Es sei ihm nicht durchgängig so schlecht gegangen, nur immer mal wieder tageweise. Die konsultierten Ärzte hätten ihn untersucht, konnten keine körperliche Ursache für diese Zustände finden, vielleicht sei es eine Depression?

Ungeduld und Frustration

Frau A. sei aufgefallen, dass ihr Mann nicht mehr selbst Auto fahren wollte, sondern entweder Müdigkeit oder Kopfschmerzen oder anderes vorbrachte, wenn sie gemeinsam mit dem Auto wegfahren wollten. So habe es sich allmählich ergeben, dass ausschließlich sie den Wagen lenke. Das sei ihr merkwürdig vorgekommen, darauf angesprochen, habe ihr Mann nur gesagt, er habe so vieles in seinem Leben gelenkt, große Flugzeuge, viele Autos, jetzt sei sie mal dran. Wie immer hätten sie dann im Frühjahr vor zwei Jahren gemeinsam die lästige Steuererklärung gemacht. Sie sei schockiert gewesen und von einer regelrechten Panik ergriffen worden, als sie feststellte, dass ihr Mann überhaupt nicht mehr mit den Unterlagen und Formblättern zurechtgekommen sei. Darauf angesprochen, was denn um Gottes willen mit ihm los sei, habe er, ganz entgegen seiner Art, ausgesprochen unwirsch reagiert und ihr befohlen: »Du machst jetzt diesen Kram allein, ich habe keine Lust mehr, mich mit diesem Schwachsinn rumzuärgern.« In diesem Frühjahr sei ihr aufgefallen, dass ihr Mann auch mit der Gartenarbeit nicht mehr zurechtgekommen sei. Er habe nicht wirklich zielgerichtet und überlegt gearbeitet, sei eher fahrig gewesen. Er habe im Sommer auch nicht mehr die verschiedenen

Wassersprenger montieren und anstellen können, habe irgendwie »ratlos« gewirkt.

Verdacht: Alzheimer?

Von da an sei es Schlag auf Schlag gegangen: Fast täglich musste sie feststellen, dass ihr Mann offensichtlich orientierungsloser wurde, weder einem Zeitungsartikel, noch einem Buch, einer Fernsehsendung oder einem einfachen Gespräch wirklich habe folgen können. Deswegen sei sie jetzt hier. Auch ihr Mann wisse vermutlich, dass mit ihm irgendetwas nicht stimme, ab und zu würde er vor sich hin murmeln, »mein Kopf, mein Kopf, was ist da nur?«. Gelegentlich würde er auch aus für sie unerfindlichen Gründen weinen, es sei ganz schrecklich, sie habe furchtbare Angst, dass ihr Mann »Alzheimer« habe, man lese ja soviel darüber.

Was ist eine Demenz?

Das Nachlassen der kognitiven Fähigkeiten

Ganz nüchtern wird Demenz medizinisch als der Verlust früher vorhandener Intelligenz definiert. Damit ist das Hauptmerkmal einer Demenz bereits benannt: Die Intelligenz vermindert sich, sie lässt nach. Intelligenz ist ein abstrakter Begriff. Wir verstehen darunter das Zusammenspiel verschiedener geistiger Fähigkeiten, die als kognitive Fähigkeiten bezeichnet werden. Dazu gehören zum Beispiel abstraktes Denken, rechnerische Fähigkeiten, planvolles Handeln, logisches Schlussfolgern, Konzentrationsfähigkeit, Aufmerksamkeitsfokussierung sowie sprachliche Fähigkeiten und Gedächtnisleistungen.

Nachlassendes Arbeitsgedächtnis

Es ist gerade das Gedächtnis, das im Vordergrund des Beschwerdebildes bei den meisten Demenzen steht: Namen können nicht mehr erinnert werden, man vergisst, was für ein Wochentag ist, man findet sich schlecht zurecht in der bekannten Umgebung, Haushaltsgeräte können nicht mehr in der richtigen Reihenfolge bedient werden, Kochrezepte misslingen, weil die korrekte Abfolge und die Zutaten durcheinandergebracht werden.

Ein unbestimmtes Gefühl von Hilflosigkeit

Ganz typisch ist es, wie es auch im Fall von Herrn A. deutlich wurde, dass viele Betroffene zwar merken, dass sich irgendetwas verändert, dies aber nicht genau beschreiben können. Um ja keine Fehler zu machen, um nicht peinlich aufzufallen, geben die Patienten dann nach und nach Aufgaben, die sie bisher noch versucht haben zu erledigen, auf. Andere sind frustriert durch ihre Einbußen, werden barsch, unwirsch, manchmal sogar laut. Falls der Betroffene das Glück hat, in einer stabilen Beziehung zu leben, wird er spätestens jetzt von seinem Partner gedrängt, sich untersuchen zu lassen und ärztlichen Rat einzuholen.

Wie wird eine Demenz erkannt?

Wie eine Diagnose gestellt wird und welche unterschiedlichen Demenzen es gibt

Der beste Ansprechpartner bei Verdacht auf eine Demenzerkrankung ist ein Arzt, der den Betroffenen lange kennt. Das wird in der Regel der Hausarzt sein. Wichtig ist, dass der Betroffene zusammen mit dem Angehörigen zu diesem Termin geht, da es für die Erhebung des Befundes von großer Bedeutung ist, die Angaben des Patienten zu ergänzen und gegebenenfalls zu korrigieren. Man kann sich auch gleich an sogenannte Gedächtnissprechstunden wenden, die es heute in fast jeder größeren Stadt in Deutschland gibt und wo Gerontopsychiater oder Neurologen sich besonders gut mit dem Erkrankungsbild Demenz auskennen.

Die Anamnese

Nach einem einführenden Gespräch, in dem sich der Arzt nach den Beschwerden des Patienten und den Sorgen des begleitenden Angehörigen erkundigt, wird gezielt nach der Anamnese, das heißt der Krankengeschichte des Patienten gefragt. Hierbei muss festgestellt werden, an welchen anderen Erkrankungen der Patient möglicherweise noch leidet, wie zum Beispiel hoher Blutdruck (Hypertonie), Zuckerkrankheit (Diabetes mellitus), Verschleißerscheinungen des Skeletts, Schwerhörigkeit oder Sehbeeinträchtigungen, Verdauungsbeschwerden, Blasen- oder Stuhlunregelmäßigkeiten (Inkontinenz, Harnverhalt) und welche Medikamente der Patient regelmäßig einnimmt, auch solche, die er – aus welchen Gründen auch immer – ohne ärztliche Verschreibung, also rezeptfrei, einnimmt. Des Weiteren wird nach der Menge des Alkoholkonsums und nach Nikotingebrauch gefragt werden. Auch wird sich der Arzt danach erkundigen, ob der Patient jemals in seinem Leben eine oder mehrere Depressionen, einen Schlaganfall oder einen Herzinfarkt erlitten hat oder eine andere schwere Erkrankung in seinem Leben durchmachen musste. Schließlich wird der Arzt fragen, ob in der Familie, bei den Blutsverwandten des Patienten, eine neurodegenerative Erkrankung, speziell eine Gedächtniserkrankung, bekannt ist.

Die Untersuchung

Im Anschluss an diese Anamneseerhebung erfolgt in der Regel eine klinisch-internistische, neurologische und psychiatrische Untersuchung, in deren Rahmen der Arzt unter anderem den Blutdruck misst, die Hirnnerven und die Reflexe überprüft, das Gangbild und die allgemeine Koordination untersucht und gezielt nach niedergeschlagener Stimmung, Ängsten und Verhaltensauffälligkeiten fragt. Während der Anamnese- und Befunderhebung ist es wichtig, dass der begleitende Angehörige die Angaben des Patienten gegebenenfalls behutsam und taktvoll korrigiert.

Welche Tests werden bei Verdacht auf Demenz durchgeführt?
Nach Vervollständigung der ärztlichen Untersuchung wird der Betroffene in der

Regel gebeten, sich einer kurzen neuropsychologischen Testung zu unterziehen. Hierbei werden dem Patienten in einem standardisierten Vorgehen verschiedene Aufgaben zur Orientierungsleistung, zum Gedächtnis, zum folgerichtigen Denken, zu den sprachlichen und alltagspraktischen Fähigkeiten und zum räumlichen Vorstellungsvermögen gestellt. Für diese Untersuchung wird am häufigsten der sogenannte »Mini-Mental-State-Examination« (MMSE)-Fragebogen benutzt. In diesem Verfahren kann der Untersuchte maximal 30 Punkte erzielen, was einem unauffälligen kognitiven Befund entspricht. Werte zwischen 26 und 29 Punkten gelten als ein Hinweis auf das Vorliegen einer leichten kognitiven Störung, Punktwerte unter 26 als demenzverdächtig. Häufig wird zusätzlich der sogenannte »Uhren-Zeichnen-Test« als Screeningverfahren eingesetzt: Der Patient wird aufgefordert, eine Uhr zu zeichnen, die korrekten Ziffern an der richtigen Stelle einzutragen und die Zeiger der Uhr auf zehn nach elf einzustellen.

Die Angehörigenbefragung

Der begleitende Angehörige wird gebeten, einen Fremdbeurteilungsfragebogen auszufüllen, in dem er angibt, in welchem Ausmaße, von »gar nicht« bis »ganz deutlich«, der Patient in den alltagspraktischen Fähigkeiten beeinträchtigt ist: Dazu gehören zum Beispiel die eigene Körperpflege, das selbstständige Ankleiden, das Bedienen typischer Haushaltsgeräte (zum Beispiel eine Kaffeemaschine), das Erledigen von Einkäufen, die Zubereitung von Mahlzeiten, die Fähigkeit, private Bürokratie zu erledigen (zum Beispiel ein Konto zu verwalten) und Ähnliches. Hieraus ergibt sich ein Bild, inwieweit die vorliegenden kognitiven Einbußen des Patienten schon Auswirkungen auf seine Eigenständigkeit haben.

Zusatzuntersuchungen

Ergänzt werden diese klinischen Untersuchungsergebnisse durch technische Zusatzuntersuchungen: einer Blutuntersuchung, um unter anderem den Zustand der Schilddrüsenfunktion zu untersuchen und einer Lumbalpunktion zur Gewinnung von Nervenwasser (Liquor) zur Bestimmung der Konzentration bestimmter Proteine, die auf eine Demenz hinweisen (sogenannte Biomarker). Eine computertomografische (CT) oder eine kernspintomografische Untersuchung (Magnetresonanztomografie; MRT) der Struktur des Gehirns, bei der u. a. Hirngefäßschäden, ein globaler oder regionaler Schwund (Atrophie) des Gehirns, Einblutungen in das Gehirn oder andere Auffälligkeiten erfasst werden, komplettieren die Abklärung.

Diagnose

Nach Zusammenschau dieser klinischen und technischen Untersuchungsbefunde, einschließlich der Befragung des Angehörigen und der Beobachtung des Betroffenen sowie dem bisherigen Verlauf des Beschwerdebildes und der möglicherweise vorliegenden Begleiterkrankungen, kann beurteilt werden, ob beim Patienten eine

1. leichte kognitive Störung (Mild Cognitive Impairment; MCI)

2. oder bereits ein demenzielles Syndrom vorliegt, und gegebenenfalls
3. welche Ursachen dem demenziellen Syndrom zugrunde liegen, das heißt welche Form der Demenz diagnostiziert werden kann.

Erfassung des gesamten Gesundheitszustandes

Eine Abklärung bei Klagen über kognitive Veränderungen beinhaltet somit mehrere Schritte: Als erstes wird der allgemeine körperliche und psychische Gesundheitszustand des Ratsuchenden erfasst. Leidet er unter einer Krankheit, die Gefäßschäden zur Folge haben kann, wie zum Beispiel einer Zuckerkrankheit (Diabetes mellitus) oder einem hohen Blutdruck (arterielle Hypertonie)? Hat der Patient möglicherweise eine schwere Depression? Liegt eine Parkinson-Erkrankung vor? Dies sind nur einige Beispiele für Krankheitsbilder, die es zu beachten gilt, wenn eine Diagnose gestellt wird. Anschließend wird der aktuelle kognitive Status des Betroffenen sorgfältig neuropsychologisch getestet und mit den Angaben des Angehörigen zusammengebracht. In diesem Schritt wird festgestellt, ob ein MCI oder schon ein Demenz-Syndrom vorliegt. Entscheidend ist dabei, welches Maß die kognitiven Einbußen bereits erreicht haben. Machen sie es dem Betroffenen unmöglich, seinen Alltag selbstständig zu bewältigen? Sollte dies der Fall sein, das heißt wenn die alltagspraktische Kompetenz betroffen ist, liegt ein Demenz-Syndrom vor.

Alltagskompetenz erhalten?

In Zusammenschau mit den technischen Zusatzbefunden (Blut- und Liquoruntersuchungen, MRT) wird dann im letzten Schritt der Abklä-

Demenzformen

rung diagnostiziert, welche Ursache dem Demenz-Syndrom vermutlich zugrunde liegt: die Alzheimer-Erkrankung (Alzheimer's Disease; AD), eine vaskuläre Demenz (VD), eine Mischform aus beiden (Mixed Dementia; MD), eine Lewy-Body-Demenz (LBD), eine fronto-temporale Demenz (FTD) oder eine der anderen, selteneren Demenzerkrankungen.

Werden mehr Menschen dement aufgrund der steigenden Lebenserwartung?

Der demografische Faktor

Tatsächlich liest man in den letzten Jahren immer mehr über das »Schreckgespenst« der Demenz, besonders der Alzheimer-Erkrankung. Immer wieder wird von Sozial- und Gesundheitspolitikern sowie medizinischen Institutionen auf den berühmten »demografischen Faktor«, also auf die zunehmende Alterung unserer Gesellschaft, hingewiesen und die damit verbundene Häufung von Demenzerkrankungen.

Erhöhtes Risiko: Alter

In Deutschland und anderen Ländern nimmt der Anteil der Betagten und Hochbetagten in der Bevölkerung am raschesten zu. Zwar werden die Menschen immer älter – die durchschnittliche Lebenserwartung einer Frau beträgt für Deutschland mittlerweile 83 Jahre, für einen Mann 79 Jahre –, auch erfreuen sich die meisten Älteren einer vergleichsweise guten Gesundheit. Allerdings nimmt mit dem Alter das Risiko für Krankheiten allgemein zu, besonders das Risiko für die sogenannten neurodegenerativen Hirnerkrankungen, an deren erster Stelle die Demenzen stehen. Es wird geschätzt, dass in Deutschland im Jahr 2010 ca. 1,2 Mio. Menschen das Vollbild einer Demenz aufweisen, die Tendenz ist steigend.

Was ist der Unterschied zwischen »normaler« Vergesslichkeit und Demenz?

Wie sich kognitive Leistungen im Alter verändern

Kognitives Altern

Was ist normal beim kognitiven Altern, was ist schon bedenklich? Alle jüngeren – und auch die nicht mehr ganz so jungen – Leser werden wissen, wie zeitintensiv und mühsam es sein kann, den Eltern oder Großeltern die Bedienung eines DVD-Spielers oder den Umgang mit einem Computer zu erklären. Es braucht meistens viele Wiederholungen und »Trainingseinheiten«, bis diese Aufgaben fehlerfrei bewältigt werden können. Das liegt nicht nur an den zum Teil völlig unverständlichen Gebrauchsanweisungen, die solchen Geräten beiliegen, sondern auch an der mit dem Alter flacher verlaufenden Lernkurve. Mit zunehmendem Alter dauert alles länger und es braucht mehr Wiederholungen, bis etwas verlässlich gelernt wird. Dies bedeutet aber keinesfalls, dass Menschen mit zunehmendem Alter nicht mehr lernen können, sie brauchen nur viel länger dafür, mehr Geduld, mehr Durchhaltevermögen und erreichen auch nicht mehr »Spitzenleistungen«. Das Sprichwort, »Was Hänschen nicht lernt, lernt Hans nimmermehr«, ist in seiner pessimistischen Aussage also nicht zutreffend! Dennoch lässt sich nicht leugnen, dass beim Altern Einbußen des Seh- und Hörvermögens, der motorischen Koordination und des Gleichgewichtssinns sowie der motorischen und geistigen Schnelligkeit auftreten, die alle das Ler-

Flachere Lernkurve

nen erschweren. Auch nimmt mit dem normalen Altern die Ablenkbarkeit zu und die Aufmerksamkeitsfokussierung ab. Außerdem fällt es älteren Menschen zunehmend schwerer, sich an Details, die Verbindungsstücke darstellen, zu erinnern. So können sie zum Beispiel behalten, dass sie ein bestimmtes Medikament für oder gegen ein Leiden einnehmen müssen, sie können aber nicht angeben, ob sie das vom Arzt selbst gesagt bekommen haben oder von der Sprechstundenhilfe.

Verschlechterung des Arbeitsgedächtnisses

Eine weitere wichtige kognitive Funktion, die sich mit dem Altern verändert, ist das Arbeitsgedächtnis. Ein intaktes Arbeitsgedächtnis ermöglicht uns den unmittelbaren Zugriff auf Informationsinhalte, die (noch) nicht im mittelfristigen beziehungsweise Langzeitgedächtnis abgespeichert sind. Das Arbeitsgedächtnis brauchen wir für alle Informationsprozessierungsaufgaben, es ermöglicht uns zu lernen.

Kompensationsleistungen

Es mag sich deprimierend lesen, wenn ständig Worte wie »Einbußen«, »Defizite«, »Abnahme« oder »Verlust« auftauchen. Es ist aber keineswegs so, dass das Altern ein allgemeiner körperlicher und intellektueller beziehungsweise kognitiver Defizitzustand ist. Das Ausmaß und die Geschwindigkeit dieser Veränderungen hängen sehr stark von dem individuellen Ausgangsniveau und der Intensität körperlicher und geistiger Aktivität im Alter ab. Wir alle kennen sie, die Alten und Hochbetagten, die durchaus sensorisch erheblich eingeschränkt sind (zum Beispiel

Helmut Schmidt, der praktisch taub ist und sich hauptsächlich im Rollstuhl fortbewegt), die aber dabei kognitiv voll auf der Höhe sind. Neuropsychologische Untersuchungen haben in diesem Zusammenhang gezeigt, dass es Kompensationsmechanismen gibt, die erlauben, auch im hohen Alter anspruchsvolle kognitive Aufgaben zu bewältigen. Allerdings wissen wir über die Wirkungsweise dieser Kompensationsmechanismen bis heute nur sehr wenig, sie sind aber zurzeit Gegenstand intensiver neuropsychologischer Forschung.

Zusammenfassend kann festgehalten werden: Beim Altern kommt es zu sensorischen, motorischen und kognitiven Veränderungen, die Informationsprozessierungsaufgaben, einfacher ausgedrückt: das Lernen, erschweren. Das ist normal und klar zu unterscheiden von krankhaften Veränderungen.

»Wie weit ist es schon mit mir?«

Die Gymnasiallehrerin und Hobbyfotografin, Frau M.

Beunruhigende Vergesslichkeit

Frau M., eine ehemalige Gymnasiallehrerin für Geschichte und Französisch, alleinerziehende Mutter einer heute 32-jährigen Tochter, die als Ärztin arbeitet, ist eine kleine, vollschlanke, quirlige Person. Sie hatte den Sprechstundentermin von sich aus vereinbart, nachdem sie beim Friseur in einer Zeitschrift über Frühzeichen von Demenzen gelesen hatte und nun wissen will, »wie weit es mit mir schon ist«.

Frau M. ist 73 Jahre alt, wurde mit 65 Jahren pensioniert, pflegt jetzt intensiv ihre Hobbys Malerei und Fotografie. Sie lebt allein in komfortablen finanziellen Verhältnissen, hat einen großen Freundes- und Bekanntenkreis, mit dem sie regelmäßig etwas unternimmt, hat einen guten Kontakt zu ihrer Tochter, wollte diese aber nicht mitbringen, um sie nicht zu ängstigen. Sie ist aber damit einverstanden – »wenn Sie darauf bestehen« –, dass ich mit ihrer Tochter zumindest telefonieren darf, falls ich es für notwendig halten sollte. Sie kommt sofort zu ihrem wesentlichen Problem. Sie habe schon immer ein hervorragendes Gedächtnis gehabt, besonders für Namen und Gesichter. Nie sei ihr der Name von Schülern oder Eltern entfallen, nie habe sie diese verwechselt. Auch habe sie immer erinnern können, wann, unter welchen

Umständen und in welcher Situation sie ihre zahlreichen Fotografien gemacht hat. Vor einigen Jahren habe sie begonnen, mit einer Digitalkamera zu experimentieren, die Bilder am Computer zu bearbeiten, sie habe sich in diese Softwareprogramme »hineingefuchst«, es habe zwar etwas länger gedauert, aber das sei ja schließlich normal. Sie beherrsche mittlerweile die Digitalkamera genauso gut wie ihre hochwertige Spiegelreflexkamera.

Wortfindungsstörungen

Seit zwei bis drei Jahren aber, so berichtet die 73-Jährige weiter, fallen ihr zunehmende Wortfindungsstörungen auf. Sie habe häufiger das Gefühl, ein treffendes Wort läge ihr auf der Zunge, könne es aber nicht herausbringen, beziehungsweise erst nach einiger Zeit. Sie ersetze es dann auch häufiger durch »Dingsda«. Dem habe sie am Anfang keine größere Bedeutung beigemessen. Als sich das aber auch im Gespräch mit Bekannten so äußerte, dass sie die Namen von Freunden oder die von Politikern nicht sofort parat hatte, sondern diese auch mit »na der Dings, ihr wisst schon« ersetzte, habe sie begonnen, sich Sorgen zu machen. Dies habe dazu geführt, dass sie sich immer intensiver selbst beobachte, ihr »stotterndes Gedächtnis« mache ihr inzwischen Sorgen. Auch sei ihr in der letzten Zeit eine Veränderung ihres Malstils aufgefallen. So habe sie immer sehr realistisch und naturgetreu, fast fotografisch gemalt, ganz allmählich aber würden sich ihre Landschaftsbilder etwas »vergröbern«. Sie male nicht mehr so detailgetreu, was aber keinesfalls von ihr gewollt sei, sondern einfach so passiere.

Ihre Bekannten hätten schon gescherzt, ob sie sich im Alter noch mal langsam an die abstrakte Malerei heranwagen wolle.

Erhaltene Selbstständigkeit

Weitere Nachfragen ergeben, dass Frau M. ansonsten vollkommen selbstständig zu leben scheint, von ihrer fröhlichen und zupackenden Art nichts eingebüßt hat, weiterhin geistig und körperlich sehr rege ist. Sie sei in ihrem Leben nie ernsthaft krank gewesen, nehme allerdings seit 15 Jahren ein Medikament gegen hohen Blutdruck ein, womit dieser aber gut eingestellt sei.

»Normale « Vergesslichkeit?

Im Beisein von Frau M. rufe ich ihre Tochter an. Sie ist überrascht über den Besuch ihrer Mutter bei mir. Ja, es sei schon richtig, dass ihre Mutter sich in der letzten Zeit vielleicht häufiger mit Namen und Daten schwerer tut, aber »das ist doch völlig normal, oder?«. »Im Gegenteil«, fährt die Tochter fort, »meine Mutter hat sogar noch dieses Jahr den ganzen Schriftkram für mich erledigt, als ich mir eine kleine Eigentumswohnung gekauft habe. Sie hat mit den Banken verhandelt, hat die Verträge durchgelesen und alles perfekt gemacht.« Bei diesen Äußerungen ihrer Tochter schüttelt Frau M. den Kopf und meint, »na ja, es hat mich auch viel Kraft, Energie und Zeit gekostet und ohne die Hilfe eines befreundeten Steuerberaters hätte ich das nicht geschafft.«

Neuropsychologische Testung

Nach Beendigung des Telefonats mit der Tochter bitte ich Frau M., die Uhr zu zeichnen, was sie perfekt erledigt. Anschließend führe ich mit ihr den Mini-Mental-State-Examination-Fragebogen durch, in dem sie 28 von 30 möglichen Punkten erreicht; 2 Punkte können ihr nicht gegeben werden, weil sie sich nach drei Minuten nur noch an einen von drei zuvor gelernten Begriffen erinnert. Ich vereinbare mit Frau M. einen weiteren Termin zu einer gründlichen neuropsychologischen Testung bei unserer Neuropsychologin. Eine Woche später liegen die Ergebnisse dieser eingehenden, etwa anderthalbstündigen Testung vor. Die Neuropsychologin erläutert mir, dass Frau M. sehr engagiert und konzentriert die Testung mitgemacht habe. Es hätten sich aber nachweisbare Einbußen beim Gedächtnis und der Wortflüssigkeit gezeigt und damit testpsychologisch Hinweise auf ein MCI ergeben. Mild Cognitive Impairment (MCI) bezeichnet ein Syndrom, bei dessen Vorliegen der Betroffene subjektiv über kognitive Einbußen klagt, die in objektiven Tests auch nachweisbar sind und die über das »übliche Maß«, das man für sein Alter erwarten kann, hinausgehen. Diese Einschränkungen sind aber nicht so gravierend, dass sie bereits Einbußen in alltagspraktischen Fertigkeiten nach sich ziehen, das heißt ein davon Betroffener ist zu einem eigenständigen Leben fähig und braucht kaum Unterstützung von seiner Umgebung.

Neurophysiologische Indikatoren

Es wird auch eine Magnetresonanztomografie des Gehirns von Frau M. durchgeführt. Hier zeigt sich eine leichtgradige Verschmälerung der beiden Hippocampi. Das sind Strukturen im Gehirn, die besonders für Gedächtnisprozesse wichtig sind. Eine solche Atrophie, das heißt der Schwund von Hirngewebe, kann ein erster Hinweis auf einen neurodegenerativen Prozess – das heißt einen Abbauprozess des Nervensystems – sein. Ich bitte Frau M. bei unserem nächsten Termin, einer Lumbalpunktion zur Liquorgewinnung zuzustimmen. Die Untersuchung ergibt eine Verminderung von β-Amyloid und eine geringgradige, aber deutliche Erhöhung von (hyperphosphoryliertem) TAU. Eine solche Konstellation der Proteine β-Amyloid und TAU weisen ebenfalls auf das Vorliegen eines neurodegenerativen Prozesses hin (siehe unten). Alle anderen technischen Zusatzuntersuchungen wie zum Beispiel die Blutuntersuchungen sind bei Frau M. unauffällig.

Diagnose: MCI

In einem weiteren Gespräch erläutere ich Frau M. die Befunde: Der subjektive Eindruck einer nachlassenden Gedächtnisleistung kann testpsychologisch bestätigt werden und die Kernspintomografie des Gehirns sowie die Ergebnisse der Liquoruntersuchung weisen ebenfalls auf einen neurodegenerativen Prozess hin. »Kriege ich jetzt Alzheimer?« fragt Frau M. gefasst, aber verständlicherweise alarmiert.

Typische Konstellation eines MCI:

1.) **subjektive und**
2.) **objektive kognitive Einbußen, die aber das Alltagsleben nicht beeinträchtigen**
3.) **eine diskrete Atrophie des Hippocampus**
4.) **eine geringgradige Erniedrigung von β-Amyloid und eine Erhöhung von TAU im Liquor**

Zusätzliche Untersuchung PET

Auf Wunsch von Frau M. und auf deren eigene Kosten (die Krankenkasse bezahlt diese Untersuchung in der Regel nicht) wird bei der Patientin auch noch eine weitere technische Untersuchung durchgeführt: eine Positronenemissionstomografie (PET). Eine solche PET-Untersuchung kann nur in spezialisierten Zentren durchgeführt werden, da radioaktiv markierte Stoffe verwendet werden, im Falle der neurodegenerativen Demenzen in der Regel Zuckermoleküle (Glukose). Bei der PET-Untersuchung wird dem Patienten radioaktiv markierte Glukose gespritzt. Vierzig Minuten nach der Injektion wird eine tomografische Aufnahme des Gehirns gemacht, in der sich darstellt, wie sich die Glukose im Gehirn verteilt. Gesunde Nervenzellen im Gehirn brauchen für ihre Arbeit sehr viel Glukose und nur dort, wo es gesunde und normal arbeitende Nervenzellen gibt, wird sich das markierte Zuckermolekül zeigen. Anhand der so erstellten Bilder lassen sich zusammen mit allen anderen vorliegenden Befunden Rückschlüsse über das Vorliegen eines neurodegenerativen Prozesses machen. Im Fall von Frau M. zeigte sich tatsächlich eine verminderte Gehirnaktivität im Bereich des Schläfen- und Scheitellappens (Temporo-Parietallappen). Ein solcher Befund ist, wie wir aus vielen Studien wissen, für Demenzerkrankungen vom Alzheimer-Typ typisch.

Gibt es »Vorformen« von Demenz?

Die Bedeutung von MCI als prädemenzielles Syndrom

Zu unserem nächsten Termin kommt Frau M. zusammen mit ihrer Tochter. Frau M. hat sich zwischenzeitlich ausführlich im Internet und durch Gespräche mit ihrem Hausarzt informiert, die Tochter hat ihr Wissen über MCI aufgefrischt. Beide kennen die gute Nachricht: Frau M. leidet (noch) nicht an einem Demenzsyndrom, es liegt keine Alzheimer-Erkrankung vor, da Frau M. alle Alltagsaktivitäten selbstständig und ungestört verrichten kann und somit ihre generelle intellektuelle Leistungsfähigkeit nicht beeinträchtigt ist. Es liegen aber sowohl subjektive als auch objektivierbare Gedächtniseinbußen vor, die unter dem Altersdurchschnitt liegen, zumal wenn man bedenkt, dass Frau M. ein vergleichsweise hohes Bildungsniveau hat. Die technischen Zusatzuntersuchungen wie strukturelles MRT oder funktionelles PET sowie Liquorkonzentrationen von β-Amyloid und TAU weisen ebenfalls auf einen degenerativen Prozess hin.

Erhöhtes Risiko: MCI

Große Verlaufsstudien, die über viele Jahre hinweg geführt wurden, haben gezeigt, dass Menschen mit einer Befundkonstellation wie Frau M. ein sehr hohes Risiko haben, in den folgenden fünf Jahren eine Alzheimer Demenz zu entwickeln. Aus diesem Grund wurde auf dem größten wissenschaftlichen internationalen Kongress zur Alzheimer Demenz (International Congress of Alzheimer-Disease; ICAD) im Juni 2010 angeregt, ein MCI Syndrom, wie es bei Frau M. vorliegt, als »Alzheimer-Vorläufersyndrom« oder englisch »Prodromal Alzheimer-Disease« (PAD) zu bezeichnen und die Patienten entsprechend aufzuklären und zu unterstützen. Diese Anregung des ICAD ist deshalb von besonderer Bedeutung, weil bisher eine »offizielle« Diagnose »MCI« gar nicht existiert.

Verlauf von MCI

Verständlicherweise interessierte Frau M. vor allem eine Frage: »Wie schnell wird es gehen, bis ich Alzheimer habe, und was kann ich tun, um dies möglicherweise zu verhindern?«

Es gibt Durchschnittswerte und Statistiken über den Verlauf von MCI, wie oben dargelegt. Aber natürlich hängt der Verlauf beim einzelnen Betroffenen von seiner ganz individuellen Situation und davon ab, wie »aggressiv« das Vorläufersyndrom MCI ist. Um die Dynamik der Krankheit individuell abschätzen zu können, sollten sich Betroffene auf jeden Fall spätestens nach einem Jahr, frühestens aber nach sechs Monaten nochmals zu einer zweiten neuropsychologischen und Liquoruntersuchung vorstellen. Bei Frau M. sind die Kennziffern der technischen Untersuchung bei der zweiten Testung nur leicht verändert. Sie hat außerdem ein hohes Ausgangsniveau: Sie ist geistig rege und sozial gut integriert. Diese Konstellation lässt insgesamt auf einen langsamen Verlauf hoffen.

Maßnahmen bei MCI

Frau M. stellte sich das erste Mal 2005 bei mir vor, zuletzt habe ich sie im Juli 2010 untersucht.

Frau M. ist nach wie vor aktiv, pflegt ihren Bekanntenkreis, treibt etwas Sport (Nordic Walking in einer Gruppe), achtet auf gesunde Ernährung, fotografiert und malt, lebt weitestgehend eigenständig, benötigt jedoch regelmäßig Hilfe bei ihren Bankgeschäften von ihrem Freund, dem Steuerberater, und fährt – nachdem sie sich ein paar Mal in eigentlich bekannter Umgebung verfahren hatte – nicht mehr selbst Auto. Sie zeigt somit, fünf Jahre nach der ersten Untersuchung, Einschränkungen bei den alltagspraktischen Fähigkeiten. Bei Frau M. ist nach ca. fünf Jahren das Vorläufersyndrom (MCI) in eine leichte Alzheimer-Erkrankung übergegangen. Ausführlich habe ich mit ihr besprochen, ob sie jetzt schon Medikamente (Antidementiva) einnehmen soll, die zur Behandlung der Alzheimer-Erkrankung zugelassen sind. Intuitiv scheint es Sinn zu machen, frühzeitig solche Präparate einzusetzen. Große internationale und Langzeit-Studien bei MCI-Betroffenen haben aber keinen Hinweis darauf erbracht, dass die verfügbaren Antidementiva die Entwicklung einer Alzheimer Demenz verhindern oder verzögern können. Frau M. hat sich deshalb gegen eine Medikamenteneinnahme entschieden.

Antidementiva bei MCI

Frau M. hat ihre Wünsche für die Zukunft mit ihrer Tochter besprochen. So möchte sie zum Beispiel später einmal – wenn es denn notwendig werden sollte – in einer Wohngemeinschaft für Demenz-Kranke in einem bestimmten Stadtteil leben. Und sie hat verfügt, dass ihre Tochter zu ihrer Betreuerin ernannt werden soll.

Zukunft besprechen

Angehörige und Pflege

Was bedeutet die Betreuung eines demenzkranken Menschen?

Sie erinnern sich noch an Herrn A., den Piloten und Gartenliebhaber? Bei ihm lag zum Zeitpunkt der ersten Vorstellung bei mir bereits eine mittelschwere Alzheimer-Erkrankung vor. Die neuropsychologische Testung hatte ergeben, was die Ehefrau schon ahnte: schwere Einbußen in allen kognitiven Bereichen, aber besonders im Gedächtnis und im planvollen Handeln. Die β-Amyloid-Konzentration im Liquor war deutlich verringert, die von TAU erhöht. In der MRT-Untersuchung fand sich eine allgemeine Hirnatrophie, die besonders temporo-parietal betont war.

Orientierungs- und Ratlosigkeit

Herr A. wurde zum ersten Mal im Sommer 2009 untersucht. Im Sommer 2010 kommt er in Begleitung und auf Initiative seiner Frau erneut in meine Sprechstunde. Herr A. ist wieder sportlich-elegant gekleidet, wirkt diesmal aber sehr ratlos und unsicher. Wieder ist es heiß in meinem Büro und Herr A. bittet darum, in den Wald gehen zu dürfen (er meint unseren kleinen Park). Kaum hat er das Zimmer in Begleitung einer Praktikantin verlassen, berichtet Frau A. mit Tränen in den Augen und zitternder Stimme, dass sie erschöpft sei und so nicht mehr weitermachen könne. Ihr Mann brauche nun rund um die Uhr ihre Aufmerksamkeit. Sein Nachtschlaf sei zwar tief und fest, allerdings müsse er mindestens einmal raus zum Wasserlassen, würde aber das Klo nicht mehr finden, verstünde nicht, wie er eine Urinflasche benutzen könne, in der letzten Zeit nässe er auch häufiger ein. Tagsüber sei die Inkontinenz kein Problem, da sie ihren Mann alle zwei Stunden zur Toilette führen würde. Schon früher hätte ihr Mann sehr gerne gebadet, das sei jetzt immer noch so. Aus diesem Grunde würde sie ihm morgens und abends ein Vollbad einlassen, eine CD mit seiner Lieblingsmusik einlegen und ihn jeweils etwa eine halbe Stunde »träumen lassen«. Es sei schön, zu erleben, wie ihr Mann zu diesen Zeiten entspannt und gelöst sei. Schwieriger sei es während des restlichen Tages: Mehrfach habe er schon in einem unbeobachteten Moment das Haus verlassen und sei in den Straßen umhergewandert, einmal sei er für vier Stunden nicht auffindbar gewesen, freundliche Nachbarn hätten ihn dann orientierungslos herumirren sehen und ihn zurückgebracht.

24-Stunden-Betreuung

Für sie besonders belastend (»und anscheinend auch für meinen Mann«) seien die Mahlzeiten. Statt der Gabel führe er das Messer zum Mund, habe sich schon mehrfach verletzt, sie gebe ihm jetzt nur noch einen Löffel. Wenn sie ihre Hausarbeit verrichte, laufe er ständig hinter ihr her, wolle ihr offensichtlich helfen, würde aber nur im Wege stehen. Selbst in seinem ehemals geliebten Garten würde er es nicht lange an einer Stelle aushalten, würde hin und her laufen, »wie ein kleines Hündchen, immer hinter mir her.« Auf Anraten einer Alzheimer-Angehörigengruppe, der sie sich angeschlossen habe, habe sie zweimal die Woche für drei Stunden nachmittags jemanden engagiert, der auf ihren Mann aufpasst, so dass sie das Haus verlassen könne, um die nötigsten Dinge zu erledigen. Es sei jedes Mal ein Drama, »wie bei einem Kind«: Er wolle mit ihr gehen, würde teilweise wütend mit dem Fuß aufstampfen und schreien, dann aber auch herzzerreißend weinen, wenn sie das Haus verlasse. Im Grunde genommen, »verdämmere ich genau wie mein Mann, nur eben emotional.«

Frau A. schämt sich, so über ihren Mann zu reden, aber sie schildert nur das, was pflegende Angehörige mitmachen: 24-Stunden-Betreuung, sieben Tage die Woche, 52 Wochen im Jahr. Sie erleben, wie der Patient in allen Belangen des täglichen Lebens und bei den Grundverrichtungen wie Waschen, Anziehen, Essen und Trinken sowie den Toilettengängen zunehmend mehr unterstützt werden muss.

Schwierige Verhaltensweisen

Fast regelhaft zeigen Patienten im mittleren und späten Verlaufsstadium der Erkrankung Verhaltensweisen, die mit »herausforderndem Verhalten« bezeichnet werden: Unruhe mit stundenlangem Umherlaufen, verbale oder sogar tätliche Aggressivität, scheinbar unvermitteltes Weinen oder Schreien. Vermutlich werden solche Verhaltensauffälligkeiten durch Ängste, depressive Stimmungen und durch das Gefühl »es stimmt was nicht« beim Betroffenen hervorgerufen. Später können sich dann auch noch weitere beängstigende Symptome wie Halluzinationen und Wahnbildungen einstellen, die das »herausfordernde Verhalten« noch verstärken. Dies ist alles deprimierend und es ist nicht verwunderlich, dass fast die Hälfte aller pflegenden Angehörigen eine behandlungsbedürftige Depression entwickeln, besonders wenn sie aus materiellen oder familiären Gründen kaum selbst Unterstützung haben, niemanden, mit dem sie mal »vernünftig« reden und unbeschwerte Stunden erleben können.

Erlebnisberichte von Pflegenden

Ja, es mag auch beglückende Momente bei der Pflege geben wie eindrucksvoll von Hannah Berger in ihrem Buch »Ein langer Abschied – keine Angst vor Alzheimer« geschildert wird. Die Autorin mahnt an, nicht nur das Deprimierende zu sehen, nicht noch Ängste vor Alzheimer »zu schüren«. Dennoch weiß ich aus unzähligen Gesprächen mit Angehörigen, wie belastend es ist, dem »Entschwinden« eines Menschen zusehen zu müssen. Inge Jens, die Ehefrau des einflussreichen Tübinger Rhetorikprofessors Walter Jens, der an Alzheimer erkrankt ist, hat in einem ausführlichen Interview mit der Zeitschrift Stern (15/2008) und in ihren Memoiren die Veränderungen ihres Mannes und ihre eigenen Gefühle und Gedanken dazu einfühlsam und liebevoll, aber unsentimental und offen geschildert. Vielleicht nicht so eloquent, aber in der Aussage ähnlich, habe ich es auch immer von den Angehörigen meiner Patienten erfahren.

Es gibt mehrere hervorragende Ratgeber, in denen wertvolle Tipps für den täglichen Umgang mit Alzheimer Kranken gegeben werden und die helfen, eine anstrengende Situation etwas zu entlasten. Beispiele hierfür finden sich auch in den Literaturempfehlungen am Ende dieses Buches.

Hilfsangebote für Pflegende

Im Gegensatz zu gelegentlichen Sensationsmeldungen in der Presse habe ich fast immer pflegende Angehörige als liebe- und aufopferungsvoll, selbstlos und empathisch erlebt. Viele wollen »bis zum bitteren Ende« ihren Pflegling betreuen und verausgaben sich dabei völlig, erst recht dann, wenn sie nur bescheidene finanzielle Ressourcen haben und sich keine zusätzliche Betreuung leisten können. Es ist aber wichtig, dass pflegende Angehörige die Gelegenheit bekommen, regelmäßig mehrmals pro Woche für einige Stunden aufzutanken, etwas nur für sich zu tun, ansonsten besteht die Gefahr eines Burn-out, das heißt einer Depression. Das ist sicher einfacher gesagt als getan, besonders wenn man auf dem Land wohnt und nicht in der Nähe einer größeren Stadt. Dort werden in der Regel stunden- oder tageweise Betreuungsmöglichkeiten für Patienten sowie Angehörigengruppen zum Erfahrungs- und Informationsaustausch angeboten. Sie werden organisiert zum Beispiel von der Deutschen Alzheimer Gesellschaft und ähnlichen Organisationen.

Frühzeitig Informationen einholen

In jedem Fall ist es aber empfehlenswert, sich frühzeitig bei den Sozialdiensten, dem Hausarzt, den Pflegekassen oder oben genannten Gesellschaften über Unterstützungsmöglichkeiten zu informieren. Auch sollte man sich frühzeitig über Pflegeheime oder Demenz-WGs informieren. Idealerweise sollte dies geschehen, wenn der Patient selbst kognitiv noch so aufnahmefähig ist, dass er selbst mitentscheiden kann. Sie erinnern sich noch an Frau M.? Sie vereinbarte mit ihrer Tochter bereits zu Beginn ihrer Erkrankung, später in eine Demenz-WG, die sie sich selbst ausgesucht hatte, umziehen zu wollen. Und sie verfügte auch, dass ihre Tochter später zu ihrer Betreuerin ernannt werden sollte.

Welche Pflegeeinrichtung?

Es ist mühsam, ein gut geführtes Pflegeheim oder eine geeignete Wohngemeinschaft zu finden. Grundsätzlich sind nur solche Einrichtungen zu empfehlen, die mit »gut« oder »sehr gut« durch den medizinischen Dienst der Krankenkassen (MDK) benotet wurden. Entlastend für die Angehörigen und beruhigend für den Patienten ist es, wenn die Einrichtung in der Nähe der Wohnung der Angehörigen ist, damit Besuche häufig und regelmäßig sein können. Dennoch: Güte sollte über Nähe stehen. Wenn es die Zeit erlaubt, können sich Angehörige auch in den jeweiligen Einrichtungen engagieren (Heimbeirat etc.), auch, aber nicht nur, um ein wenig »wohlwollende Kontrolle« auszuüben.

Alzheimer: Ursachen, Therapie und Prävention

Wie entsteht Alzheimer?

Entdeckung der Krankheit und heutiger Forschungsstand

Die bei weitem häufigste Demenzform ist nach dem Bayerischen Psychiater und Neuropathologen Alois Alzheimer (1864–1915) benannt. Er beschrieb anlässlich der 37. Versammlung der Süddeutschen Irrenärzte in Tübingen am 3. November 1906 die Krankengeschichte und die neuropathologischen Befunde der Auguste D., die an rasch fortschreitender Vergesslichkeit und Verhaltensauffälligkeiten gelitten hatte.

Ein geschrumpftes Gehirn

Nach ihrem Tod im Alter von 56 Jahren am 8. April 1906 untersuchte Alzheimer das deutlich geschrumpfte Gehirn der Patientin unter dem Mikroskop und zeichnete fast fotografisch genau die krankhaften Veränderungen, die er sah: Es waren über das gesamte Gehirn verteilte Amyloidplaques und neurofibrilläre Bündel (englisch: Tangles), die auch heute noch die wichtigsten neuropathologischen Merkmale der Erkrankung darstellen.

Amyloid-Kaskaden-Modell

Dank intensiver molekularbiologischer Forschung in den letzten 30 Jahren ist es gelungen, die Entstehung und die Struktur dieser Plaques und Tangles zu beschreiben. Bei den Plaques handelt es sich um verklumpte, abnorme Proteine (β-Amyloide), die sich außerhalb der Nervenzellen im Gehirn ablagern. Die Tangles sind korkenzieherartig verdrehte Strukturen, die sich innerhalb der Nervenzellen befinden. Die Mehrzahl der Grundlagenforscher geht davon aus, dass kleine, sogenannte oligomere Amyloidaggregate, die Vorstufen der Plaques, eine Kaskade von schädlichen Prozessen anstoßen: Zuerst werden die Verbindungen zwischen den Nervenzellen (Synapsen) funktionsuntüchtig gemacht, was letztendlich im Untergang von Nervenzellen mündet. Amyloid-Proteine als solche sind nicht schädlich, sie werden von Jugend an ständig im Gehirn produziert und bei Älteren und Hochbetagten findet man post mortem zum Teil ausgeprägte Amyloidplaque-Bildung, auch dann, wenn die Verstorbenen nicht an einem Demenz Syndrom gelitten haben.

Toxische β-Amyloide

Bei Alzheimer Kranken hingegen scheint das komplizierte molekulare Zusammenspiel verschiedener Amyloid-prozessierender Enzyme, den Secretasen, nicht mehr regelrecht zu erfolgen, so dass in höherem Maße »toxische« β-Amyloide entstehen, welche die schädigende Kaskade in Gang setzen. Noch nicht verstandene genetische Faktoren und Umweltfaktoren müssen somit als Schutz- oder/und als Risikomechanismen eine wichtige Rolle bei der klinischen Manifestation der Erkrankung spielen. Diese wird für den Betroffenen spürbar durch nachlassende kognitive Fähigkeiten. Sichtbar wird sie durch eine Atrophie des Gehirns (untersucht mit MRT), verminderten Glukoseumsatz im Gehirn (untersucht mit PET), hohe Liquor-Konzentrationen von TAU als Marker für allgemeine Neurodegeneration beziehungsweise, spezifischer für die Alzheimer-Erkrankung, von sogenannten hyperphosphorylisierten TAU und erniedrigtem β-Amyloid.

Das »Amyloid-Kaskaden-Modell« stellt das zurzeit einflussreichste Modell für die Erklärung der Entstehung der Alzheimer-Erkrankung dar. Auf seiner Grundlage fußen heute die allermeisten Anstrengungen der Forschung zur Entwicklung einer »spezifischen«, »ursachengeleiteten« anti-Amyloid Therapie der Alzheimer-Erkrankung wie zum Beispiel der Secretase-Hemmer oder der Impfung.

Amyloidbildung als Folge einer Entzündungsreaktion?

Allerdings gibt es auch alternative Vorstellungen. Im März 2010 erschien ein viel beachteter Artikel im wissenschaftlichen online-Magazin *PloS One* von der renommierten Harvard-Gruppe des Alzheimerforschers Rudolph Tanzi. Die Wissenschaftler legten experimentelle Befunde vor, aus denen sie schließen, dass die Produktion von β-Amyloiden ein normaler, im Gehirn angelegter Mechanismus ist, der zur Abwehr und Bekämpfung von Infektionen des Gehirns mit Bakterien, Viren und Pilzen dient. Diese Forscher sehen somit eine Infektion der Nervenzellen als die primäre Ursache der Alzheimer-Erkrankung und die β-Amyloid-Produktion als eine physiologische Verteidigungsreaktion. Sie vermuten, wie vor ihnen schon andere, dass Plaques- und Tangles-Bildung eher eine unspezifische Spätfolge der mit den Entzündungsreaktionen im Zusammenhang stehenden pathologischen Prozesse sind und nicht die eigentliche Ursache der Erkrankung darstellen.

Zweifel an Amyloid-Kaskaden-Modell

Im Mai 2010 wurde der Neuropathologe Rudy Castellani aus Baltimore, USA, von einer der wichtigsten wissenschaftlichen Zeitschriften, die sich ausschließlich mit Demenzen befasst (*Journal of Alzheimer's Disease*), mit einem Preis für seinen herausragenden Beitrag zur Erforschung der Alzheimer-Erkrankung geehrt. Im Vorjahr hatten der Forscher und seine Gruppe einen Artikel in dieser Zeitschrift veröffentlicht, in dem sie das Amyloid-Kaskaden-Modell als Ursache der Erkrankung infrage stellen. Sie argumentieren, dass viele neuropathologische Untersuchungen keinen überzeugenden Zusammenhang zwischen dem Ausmaß der Plaque-Beladung des Gehirns und der Schwere eines Demenzsyndroms haben zeigen können. Außerdem fänden Neuropathologen immer wieder bei eindeutig nicht-dementen Individuen post mortem eine erhebliche Ausbreitung dieser Auffälligkeiten. Auch weisen sie darauf hin, dass alle bisherigen, experimentellen anti-Amyloid Therapieversuche bei Alzheimer Erkrankten keinen überzeugenden klinischen Effekt gehabt hätten, das heißt weder wurde das Demenz-Syndrom verbessert, noch wurde es zum Stillstand gebracht.

Tangles-Bildung als Ursache?

Der deutsche Anatom Heiko Braak von der Universität Frankfurt sieht ebenfalls nicht in der Amyloid-, sondern in einer abnormen Tangles-Bildung die Ursache der Alzheimer-Erkrankung. Tangles sind intrazelluläre Verklumpungen (Aggregation) von TAU-Protein. Dieses Protein dient normalerweise dazu, bestimmte Strukturen der Neuronen, die Mikrotubuli, eine Art »Zellgerüst«, intakt zu halten. Mit dem Altern aggregiert dieses Protein innerhalb der Zellen und führt dadurch zum Absterben der Zellen. Bei der Alzheimer-Erkrankung ist dieser Prozess aus unbekannten Gründen aber ausgeprägter, hier scheinen genetische Risikofaktoren eine Rolle zu spielen. Unterstützung für das »Tangles-Modell« als Ursache der Alzheimer-Erkrankung kommt von neuropathologischen Befunden: danach steht das Ausmaß der Tangle-Bildung, anders als das Ausmaß der Plaque-Bildung, in einem engen Zusammenhang zum Schweregrad der Demenz. Ausgehend von diesem Modell sind experimentelle Therapiestrategien zur Verhinderung der Tangles-Bildung entwickelt worden. Erste Berichte sind vielversprechend, müssen aber in großen, internationalen und kontrollierten Studien bestätigt werden.

Fazit: Trotz intensiver medizinischer Forschung herrscht über die letztendliche Ursache der Alzheimer-Erkrankung (noch) Unklarheit und diesbezügliche Ankündigungen in der Presse über einen »Durchbruch« bei der Therapie sollten mit der nötigen Skepsis aufgenommen werden. Zu oft wurden in der Vergangenheit große Hoffnungen bitter enttäuscht.

Kann man wissen, ob man später eine Alzheimer Demenz entwickelt?

Risikofaktoren der Erkrankung

Vielleicht ist ein Grund der bisher eher bescheidenen Erfolge bei den experimentellen Therapien (und bei den anerkannten ebenso, siehe unten) der, dass diese viel zu spät erfolgen. Eben erst dann, wenn schon zu viel Schaden im Gehirn durch die Krankheit angerichtet wurde. Wir wissen heute, dass die krankhaften Prozesse ca. 20–30 Jahre vor dem Sichtbarwerden eines MCI oder einer Demenz bereits beginnen, viele Jahre bevor der Betroffene überhaupt etwas »merkt«. Wie aber Menschen frühzeitig, das heißt zwischen dem 30. und dem 50. Lebensjahr »identifizieren«, die ein hohes Risiko tragen, diese Krankheit zu entwickeln?

Genetische Faktoren

In ganz seltenen Fällen, beim sogenannten »familiären Alzheimer«, gelingt das: In diesen Familien wird die Erkrankung autosomal-dominant vererbt, bricht klinisch relativ früh aus und verläuft meistens rasch. Die genetischen Veränderungen (Mutationen), die hier ursächlich sind (man nennt das »deterministisch«), sind bekannt und können bei den Betroffenen nachgewiesen werden. Trägt ein Familienmitglied eine solche Mutation, dann wird es mit Sicherheit erkranken. Die familiäre Alzheimer-Erkrankung ist aber sehr selten (ein bis fünf Prozent aller Fälle von Alzheimer Demenz/AD).

Viel häufiger als die familiäre Alzheimer-Erkrankung ist die sogenannte »sporadische Form«, die keinem Vererbungsmuster folgt und bei der auch keine deterministischen Mutationen bekannt sind. Dennoch spielen auch bei den sporadischen Fällen genetische Faktoren eine Rolle, die aber bei Vorliegen nicht notwendigerweise zur Erkrankung führen, man spricht hier von sogenannten »Suszeptibilitätsgenen«. Hierzu gehört ein Gen, APOE, das im Fettstoffwechsel eine Rolle spielt und das in vier verschiedenen Formen vorliegen kann. Menschen mit einem oder zwei APOE-4-Kopien (Allele) haben ein erhöhtes Risiko zu erkranken. Viele bleiben aber auch gesund und andere, die eine andere APOE-Form tragen, erkranken.

Alter und Geschlecht

Bei der sporadischen Form der AD ist Alter der wichtigste Risikofaktor. Diese Erkenntnis hilft uns aber nicht weiter bei der Suche nach Hochrisikoprobanden im mittleren Lebensalter. Auch sind Angehörige des weiblichen Geschlechts fast doppelt so häufig von der Erkrankung betroffen wie Männer. An diesen Faktoren (Gene, Alter, Geschlecht) können wir nichts ändern, aber keiner dieser Faktoren (mit der Ausnahme der seltenen deterministischen Mutationen) führt für sich alleine genommen zur Erkrankung. Es muss noch etwas hinzukommen.

Risikoerkrankungen

Herz-Kreislauf-Erkrankungen sowie Diabetes mellitus scheinen nicht nur das Risiko für die vaskuläre Demenz (siehe unten), sondern auch für AD zu erhöhen, unklar sind aber noch die zugrundeliegenden Mechanismen. Gleiches gilt für die Depression. Menschen, die in ihrem Leben wiederholt schwere depressive Episoden erlitten haben oder sich lange Zeit mit einer chronischen Depression herumschlagen mussten, scheinen ebenfalls ein höheres Risiko für AD zu haben. Möglicherweise hängt dies damit zusammen, dass Depressionen, besonders wenn sie wiederkehrend oder chronisch andauernd sind, mit ungünstigen Veränderungen des Herz-Kreislauf-Systems einhergehen. Dies sollte im Übrigen ein weiterer Grund sein, Depressionen nicht einfach »zu ertragen«, sondern sie rasch und suffizient behandeln zu lassen. Ebenso scheinen wiederholte Kopfverletzungen mit Hirnerschütterungen einen Einfluss auf das Alzheimer Risiko zu haben.

Schädliche Umwelteinflüsse

Nach allen bisherigen Studien erhöhen Aluminiumbelastungen des Grundwassers und mäßiger Alkohol- oder Nikotinkonsum aber nicht das Risiko für die Alzheimer-Erkrankung. Hingegen sind ein gesunder Lebensstil mit körperlicher und vor allem geistiger Aktivität, ein harmonisches und sinnstiftendes soziales Umfeld schützende Faktoren; alles Umstände, die auch der allgemeinen Gesundheit förderlich sind!

Wie wird die Alzheimer Demenz therapiert?

Medikamente und Psychosoziale Therapie

Für die medikamentöse Behandlung der Alzheimer-Erkrankung sind vier Medikamente zugelassen. Sie wurden alle in großen internationalen Studien nach strengen Richtlinien der amerikanischen und europäischen Zulassungsbehörden getestet und werden in den gemeinsamen Behandlungsleitlinien der Fachgesellschaften für Psychiatrie und Neurologie empfohlen. Sie wirken auf Botenstoffe (Neurotransmitter) im Gehirn, die bei der Erkrankung gestört, für kognitive Fähigkeiten aber wichtig sind. Allerdings darf man von diesen Medikamenten keinen durchschlagenden Erfolg erwarten, da sie den eigentlichen Krankheitsprozess nicht stoppen, sondern allenfalls um einige Monate verzögern können. Dennoch lohnt sich eine Behandlung unbedingt, weil in der Regel dadurch auch Verhaltensauffälligkeiten positiv beeinflusst werden und der Patient (und die Angehörigen) Zeit und Lebensqualität gewinnen.

Acetylcholinesterase-Hemmer

Die inzwischen am häufigsten verschriebenen Medikamente sind die Acetylcholinesterase-Hemmer, Donepezil (Aricept®), Rivastigmin (Exelon®) und Galantamin (Reminyl retard®). Diese Substanzen hemmen den Abbau des Neurotransmitter Acetylcholin im synaptischen Spalt der Gehirnzellen, sodass der Neurotransmitter länger wirken kann und dadurch die kognitiven Fähigkeiten unterstützt. Donepezil wird in einer Dosierung von 5–10 mg einmal am Tag gegeben, vorzugsweise morgens. Rivastigmin, welches auch in Pflasterform appliziert werden kann, sollte ganz langsam, über viele Wochen, bis zu einer Maximaldosierung von 9–12 mg aufdosiert werden. Geht man hier zu schnell vor, können leicht Übelkeit und Erbrechen auftreten. Galantamin, das als Retardpräparat (Hartkapsel) in drei verschiedenen Stärken vorliegt, wird in einer Einmalgabe in einer Dosierung von 8–24 mg eingenommen.

Nebenwirkungen und Vorsichtsmaßnahmen

Wesentliche Nebenwirkungen bei allen Acetylcholinesterase-Hemmern sind vor allem eine mögliche Verlangsamung des Herzschlages (Bradykardie) und Ohnmachtsanfälle (Synkopen). Galantamin sollte Patienten mit schweren Leber- oder Nierenschäden nicht verschrieben werden. Diese drei Medikamente sind nur zugelassen für die Behandlung der leichten bis mittelschweren Alzheimer Demenz, was ungefähr einem Mini-Mental-State Punktwert von 14–24 entspricht.

Memantine

Memantine (Axura®, Ebixa®) beeinflusst die Glutamat-vermittelte Signalübertragung zwischen den Nervenzellen. Glutamat ist ein Neurotransmitter, der im Gehirn weitverbreitet und an vielen Funktionen beteiligt ist. Memantine wirkt ausgleichend auf die bei der Alzheimer-Erkrankung gestörte Glutamat-Regulierung. Das Medikament sollte langsam einschleichend, mit 5 mg beginnend, bis auf 20 mg aufdosiert werden. An wesentlichen Nebenwirkungen werden (selten)

Unruhezustände, epileptische Anfälle oder Halluzinationen beobachtet. Memantine ist nur zugelassen für die mittelschwere bis schwere Alzheimer Demenz.

Ältere Medikamente

Es gibt noch eine Fülle von älteren Präparaten, die zur Behandlung von »Hirnleistungsstörungen« angeboten werden. Die meisten dieser Medikamente sind nicht in einer strengen wissenschaftlichen Prüfung auf ihre Wirksamkeit getestet worden. Gelegentlich werden sie noch verschrieben, aber auch von ihnen kann man keine Wunder erwarten.

Psychosoziale Maßnahmen

Medikamente sind aber nur eine Säule der Behandlung. Die andere ist – bei allen Demenzformen – die psychosoziale Betreuung des Betroffenen und der pflegenden Angehörigen. Zwar ist es gelegentlich unumgänglich, unruhige, ängstlich-depressive, halluzinierende oder wahnhafte Patienten mit symptomorientierten Psychopharmaka zu behandeln, dennoch sollte hierbei Zurückhaltung geübt werden. Unerlässlich ist die Schaffung eines akzeptierenden, empathischen und ruhigen Umgebungsmilieus mit einem klar strukturierten Tagesablauf. Sogenannte »kognitive Trainingsprogramme« sind eher nicht zu empfehlen, da sie den Patienten leicht frustrieren und »herausforderndes Verhalten« verstärken können. Besser geeignet sind psychosoziale Gruppenprogramme, in denen mit wenigen Patienten (max. 6–8) spielerisch motorische Fähigkeiten geübt werden. Diese sind oft noch lange erhalten und können gleichsam als »Vehikel«

zum Erhalt alltagspraktischer Kompetenzen benutzt werden. Durch Untermalung mit rhythmischer Musik (sie sollte aus der Jugendzeit der Patienten stammen!) kann die Effektivität solcher Gruppenprogramme noch gesteigert werden. Die Stimulation von Lage-, Tast-, Geruchs- und Geschmackssinn durch ein »Genusstraining« hat sich ebenfalls als förderlich für Beruhigung und Angstlösung erwiesen. Wichtig ist, darauf zu achten, die Gruppen so zusammenzustellen, dass an ihnen jeweils Patienten mit gleichem Schweregrad der Erkrankung teilnehmen, sodass die schwerer Kranken nicht überfordert und die leichter Kranken nicht unterfordert werden, was sie eher verschreckt.

Haustiertherapie

Als beruhigend und »antidepressiv« hat sich die »Pet-Therapie« erwiesen: Pet ist englisch und bedeutet Haustier. Patienten, die schon immer ein Haustier hatten, sollten dieses auch weiter betreuen dürfen, man sollte es ihnen nicht wegnehmen. Mittlerweile ist in guten Pflegeheimen oder in Demenz-Wohngemeinschaften, die sich zunehmender Beliebtheit erfreuen, Haustierhaltung erlaubt. Manche Heime haben sogar einen eigenen Streichelzoo auf ihrem Gelände eingerichtet.

Gibt es Präparate, die vor Alzheimer schützen?

Prävention der Alzheimer-Erkrankung?

Probleme der Therapieforschung

Viele Leser kennen Ginkgo biloba, nehmen es vielleicht sogar selbst ein – hoffentlich nur zur Vorbeugung! Ob Ginkgo tatsächlich bei der Prävention von Demenzen hilft, ist nicht wissenschaftlich untersucht. Für die Behandlung einer Alzheimer Demenz scheint es jedenfalls nicht geeignet zu sein: Zwei große internationale Studien erbrachten für dieses pflanzliche Arzneimittel keine Wirksamkeit bei der Alzheimer Demenz.

An diesem Beispiel lässt sich ein Dilemma in der bisherigen Therapieforschung der Demenzen aufzeigen: Viele sogenannte Kohortenstudien, bei denen man eine große Anzahl (mehrere Tausend) kognitiv gesunder oder nur ganz milde beeinträchtigter Menschen beobachtete, die eine bestimmte Substanz – aus welchen Gründen auch immer – regelmäßig über viele Jahre einnahmen (zum Beispiel Vitamine, Östrogene, Entzündungshemmer, Cholesterin-Senker), erbrachten deutliche Hinweise, dass bei lang andauernder Einnahme dieser Substanzen das Auftreten der Alzheimer-Erkrankung verzögert beziehungsweise verhindert werden könnte. Als man dann aber in gut kontrollierten Therapiestudien bei Alzheimer Patienten diese Medikamente auf ihre antidementiven Effekte überprüfte, stellten sie sich als wirkungslos heraus.

Präparate werden zu spät eingesetzt

Diese Enttäuschungen haben einmal mehr unterstrichen, dass alle bisher untersuchten Substanzen offensichtlich viel zu spät im Verlaufe der Erkrankung eingesetzt werden, eben erst dann, wenn der Schaden schon zu ausgedehnt ist. Aus diesem Grund erscheint es sinnvoll, Hochrisiko-Probanden, die aber klinisch vollkommen unauffällig sind, frühzeitig und für viele Jahre mit einer solchen Substanz zu behandeln, von der man mit hoher Wahrscheinlichkeit erwarten kann, dass sie präventiv wirkt, dabei aber keine unerwünschten Langzeitfolgen hat. Aber welche Merkmalskonstellation sollte ein Proband haben, der mit einem hohen Risiko für die sporadische Alzheimer-Erkrankung belastet ist? Und wer will schon mit ungewissem Ausgang über viele Jahre etwas schlucken, von dem er nicht wissen kann, ob es ihm vielleicht langfristig schadet? Und wer kann diese Studien überhaupt bezahlen?

Da solche »echten« Präventionsstudien (primäre Prävention) nicht wirklich umsetzbar erscheinen, versuchen Therapieforscher zunehmend mehr Testsubstanzen nur bei solchen Menschen zu überprüfen, die ein MCI Syndrom und leichte Alzheimer-typische Veränderungen in den Zusatzuntersuchungen (MRT, Liquor) haben (sekundäre Prävention).

Häufige Formen von Demenz neben Alzheimer

»Nur ein kleines ›Schlägelchen‹«

Der Orchestergeiger und Gourmet, Herr V.

Herr V. ist ein kleiner, leicht übergewichtiger Mann von 72 Jahren mit einem runden, kindlichen Gesicht und einer hohen Stirn. Er war Geiger in einem bekannten Rundfunkorchester, Musik ist sein Leben. Sein Sohn, ebenfalls Orchestermusiker, begleitet ihn zur Konsultation, die auf dessen Veranlassung zustande gekommen ist. Herr V. schlurft ein wenig und ein leichtes Zittern des Kopfes fällt auf. Als er sich nach der Begrüßung umdreht, um Platz zu nehmen, schwankt er, muss vom Sohn aufgefangen werden.

Er hat offensichtlich Probleme mit dem Gleichgewichtssinn. Auf meine Frage, was ihn hierher führt, antwortet er leise und undeutlich: »Mein Sohn meint, es sei mal nötig, meinen Kopf untersuchen zu lassen.« Dann folgt eine lange Pause, bis Herr V. fortfährt: »Der Kopf zittert, ich kann nicht mehr gut spielen deswegen. Sag du doch mal«, wendet er sich an den Sohn. Dieser berichtet: Sein Vater habe sein ganzes Leben sehr viel gearbeitet, Tourneen mit dem Orchester, Soloaufnahmen, lange Einstudierungen, wie das eben so sei, wenn man ein begnadeter Geiger sei. Er habe aber auch genussvoll gelebt: gut gegessen, regelmäßig zwei »Viertele« Wein getrunken, bis vor fünf Jahren, vor allem abends nach den Vorstellungen, 8–10 Zigaretten geraucht, keinen Sport getrieben, gelegentlich mal versucht, ein wenig Gewicht zu verlieren. Er habe einen guten, wenn auch kleinen Freundeskreis, lebe seit seiner Scheidung vor 20 Jahren alleine, habe mal die eine oder andere Bekannte gehabt, aber nie etwas »Ernstes«. Er sei zwar vor acht Jahren aus dem Orchester ausgeschieden, weil er sich auf seine CD-Einspielungen konzentrieren wollte, hatte aber noch an dessen Stammtischen teilgenommen, in den letzten Jahren allerdings nicht mehr.

»Leichter« Schlaganfall und Bluthochdruck

Bis vor zehn Jahren sei sein Vater eigentlich immer gesund gewesen. Es sei zwar vor etwa zwanzig Jahren ein hoher Blutdruck festgestellt worden, ihm seien auch Medikamente dagegen verschrieben worden, die habe er aber wohl nur unregelmäßig eingenommen. Während der Zeit, in der sein Sohn berichtet, sitzt Herr V. dösend und zusammengesunken auf seinem Stuhl, er scheint dem Gespräch nicht zu folgen. Der Sohn fährt fort: Vor sechs Jahren habe sein Vater ein »Schlägelchen« erlitten. Während eines dieser Stammtischtreffen habe er plötzlich nicht mehr richtig sprechen können, habe sich schlecht und schwindlig gefühlt. Die Freunde hätten ihn sofort in eine Klinik gebracht. Gott sei Dank seien alle Beschwerden schon nach wenigen Stunden verschwunden gewesen. Die Ärzte hätten gesagt, er habe keinen richtigen Schlaganfall gehabt, aber wenn er seinen Blutdruck nicht besser kontrolliere, bestünde die Gefahr, dass es dazu komme. Anfangs sei dem Vater der Schreck wohl so in die Glieder gefahren, dass er die Blutdruckmedikamente verlässlich eingenommen habe, aber bald habe er es wieder schleifen lassen. Anlässlich einer Gesundheitskontrolle beim Hausarzt vor fünf Jahren seien dann auch ein hohes »böses« Cholesterin (LDL-Hypercholesterinämie) und eine Neigung zur Zuckerkrankheit (Diabetes mellitus Typ II) sowie ein nach wie vor zu hoher Blutdruck festgestellt worden.

Diabetes und hohes Cholesterin

Die vielen Krankheiten hätten seinen Vater fast »umgehauen«: Er sei richtig depressiv geworden, habe sich nutzlos und »abgewrackt« gefühlt, habe schlecht geschlafen, sich zurückgezogen, sei apathisch und lustlos geworden. Essen und Trinken habe ihm keine Freude mehr bereitet, er habe in dieser Zeit deutlich an Gewicht verloren. Musizieren oder auch nur Musikhören habe er nicht gewollt. Besonders alarmierend sei zu dieser Zeit die geistige Verfassung seines Vaters gewesen. Er sei vergesslicher geworden, habe Hilfe beim Richten seiner Medikamente und bei der Organisation des Haushaltes gebraucht. Er sei dann mit einer stationären antidepressiven Behandlung einverstanden gewesen, die ihm auch gut geholfen habe. Nach acht Wochen in der Klinik sei er wieder ganz »der Alte« gewesen, vielleicht nur etwas langsamer. Auch dort habe man ihm eingeschärft, auf seinen Blutdruck, seine Blutfette und seinen Zucker zu achten. Das habe er aber anscheinend wieder nicht sorgfältig genug getan. Sein Vater sei halt jemand, der um Ärzte und Krankenhäuser lieber einen großen Bogen mache und noch nie auf seine Gesundheit geachtet hätte.

Undeutliche Sprache und tatterig

Als der Sohn mit seiner Familie für drei Jahre zu einem Orchester ins außereuropäische Ausland wechselte, habe der Sohn in diesen Jahren seinen Vater kaum gesehen, aber regelmäßig am Telefon gesprochen. Dabei sei ihm aufgefallen, dass dieser zunehmend undeutlicher gesprochen habe, auch dass er sich oft wiederholte und Berichtetes vergessen habe. Zurückgekehrt von seinem Engagement, habe er den Vater fast nicht wiedererkannt. Er sei apathisch und »tatterig« geworden. Die Wohnung habe der Sohn in einem unordentlichen Zustand vorgefunden und sein Vater sei nicht sehr gepflegt gewesen. Darauf angesprochen, habe er aber nur abgewinkt und gemeint, es sei schon recht so, es gehe im ganz gut, er würde halt auch älter. Der Hausarzt »ist mit mir zufrieden«, habe er abwehrend gemeint. Der Hausarzt, den der Sohn sofort aufsuchte, berichtete, er habe den Vater nur unregelmäßig gesehen, sein Blutdruck sei zwar nach wie vor grenzwertig, alles andere aber »leidlich gut« eingestellt. Auch ihm sei aufgefallen, dass Herr V. etwas weitschweifig geworden sei und Probleme mit dem Gedächtnis habe, auch sei er weniger gepflegt, aber nicht in einem beunruhigenden Maße.

Der Sohn berichtet, dies habe sich alles vor zwei Jahren zugetragen. Jetzt, da er wieder vor Ort sei, könne er die langsame Verschlechterung des Vaters deutlich miterleben. Herr V. habe begonnen, mit dem Kopf zu zittern, vergesse Vieles, käme allerdings mit Eselsbrücken, die er für sich selbst entwickelt habe, noch ganz gut zurecht. Eigenständig leben ginge allerdings nicht mehr. Er wohne noch in seiner alten Wohnung, aber zweimal wöchentlich sei nun eine Putzfrau engagiert und der Sohn käme wenigsten einmal pro Woche, um seinem Vater die notwendigen Medikamente im Tablettenspender für die gesamte Woche bereitzustellen und auch sonst nach dem Rechten zu sehen, außerdem gäbe es »Essen auf Rädern«. Er fragt: »Wie soll es jetzt weitergehen?«

Kognitive Einbußen

Auf meine Frage an Herrn V., wie es ihm denn gehe, wenn er hört, was sein Sohn so erzählt, wird er etwas lebhafter und meint: »Nö, weiß nicht, stimmt schon so«. Bereitwillig lässt er sich dann neurologisch untersuchen: Dabei fallen erhebliche Probleme mit dem Gleichgewichtssinn und ein leichtes Zittern (Tremor) des Kopfes auf. Wenn aufgefordert, kann er deutlicher sprechen und schlurft auch nicht mehr so stark. Ansonsten ist die neurologische Untersuchung bis auf eine verminderte Empfindungsfähigkeit der Füße und Unterschenkel im Wesentlichen unauffällig. Eine depressive oder eine freudlose Verstimmung, mögliche Ängste, Befürchtungen oder andere psychische Beschwerden liegen ebenfalls nicht vor. Allerdings ist Herr V. deutlich antriebsgemindert, empfindet das aber nicht als belas-

Antriebsminderung und »Dösigkeit«

tend oder gar krankhaft. Sowohl sein Sohn als auch er selbst bestätigen, dass der jetzige Zustand nicht zu vergleichen sei mit dem vor fünf Jahren, als er wegen der Depression stationär behandelt worden war. Insgesamt ergibt sich somit kein Hinweis auf eine erneute Depression.

Herr V. ist mit einer neuropsychologischen Testung einverstanden, die gleich erfolgen kann. Es ergeben sich deutliche Defizite im Arbeits- und im Kurzzeitgedächtnis, wobei Herr V. von Hilfen profitiert. Seine kognitive Flexibilität ist erheblich eingeschränkt, ebenso seine Aufmerksamkeits- und Konzentrationsfähigkeit. Aufgaben, für die visuell-räumliche Kompetenz nötig ist, kann er nicht mehr zuverlässig lösen. Insgesamt ergibt sich der Befund eines leichten bis mittelschweren demenziellen Syndroms.

Diagnose: vaskuläre Demenz

Die Ergebnisse der neuropsychologischen Testung bei Herrn V. ähneln denen von Herrn A. und Frau M. Sie unterscheiden sich nur im Schweregrad: Im Vergleich zu Herrn V. ist das demenzielle Syndrom bei Herrn A. schwerer und bei Frau M. – bei der 2. Untersuchung – leichter ausgeprägt. Leidet Herr V. auch an der Alzheimer-Erkrankung wie Herr A. und Frau M.? Zur abschließenden Klärung dieser Frage wird noch ein MRT bei Herrn V. durchgeführt. Dieses erbringt, was schon durch die Krankengeschichte und die neurologische Untersuchung vermutet wird: Es finden sich eindeutige Zeichen für Gefäßschäden im ganzen Gehirn, vor allem in den tiefen Schichten. Auch Läsionen der weißen Substanz sind zahlreich nachweisbar. Diese weiße Substanz ist sozusagen der fetthaltige Schutzmantel, in den die Fasern (Axone) des Gehirns eingebettet sind. Axone durchziehen das Gehirn und übertragen Nervenimpulse von einer Region in die andere. Im Falle von Herrn V. ist davon auszugehen, dass der über Jahre nicht gut eingestellte Hypertonus, der Diabetes und das hohe LDL-Cholesterin ganz allmählich erhebliche Gefäßschäden verursacht haben. Das »Schlägelchen«, das er vor Jahren erlitten hat, deutet ebenfalls in diese Richtung. Diese Hirngefäßschäden haben die Demenz bei Herrn V. verursacht.

Gibt es einen Zusammenhang zwischen Gefäßschäden und Demenz?

Die vaskuläre Demenz: Risikofaktoren und Therapie

Die vaskuläre Demenz (VD) ist nach der Alzheimer-Erkrankung die zweithäufigste Demenzform. Eine Relation von 1 zu 5 wird geschätzt, das heißt die Alzheimer Demenz (AD) ist ungefähr fünfmal häufiger als die vaskuläre. Diese Angaben müssen allerdings mit Vorsicht betrachtet werden, da neuropathologische Hinweise vermuten lassen, dass Patienten mit VD auch häufiger im Gehirn Alzheimer-typische Veränderungen zeigen, es wird dann von »gemischter Demenz« (MD) gesprochen. Haben Patienten mit gemischter Demenz beides, AD und VD? Oder stoßen die Hirngefäßschäden, die ein Patient in Folge von Bluthochdruck, Diabetes oder Nikotingebrauch erlebt, irgendwie eine Alzheimer-Erkrankung an? Diese Fragen sind Gegenstand intensiver Forschung, müssen aber zurzeit noch unbeantwortet bleiben.

Hinweis: motorische Auffälligkeiten

Gesichert ist jedenfalls, dass ein chronisch reduzierter Blutfluss mit der Folge einer mangelnden Sauerstoff- und Nährstoffversorgung des Gehirns zu einer Demenz führen kann. Wie wir gesehen haben, ist der neuropsychologische Befund bei den beiden Demenzformen AD und VD ähnlich, er taugt also nicht zur Unterscheidung zwischen diesen beiden Demenzformen (Differentialdiagnose). Hinweisend auf eine VD sind aber motorische Auffälligkeiten, wie sie bei Herrn V. vorliegen: Tremor, Balanceprobleme, verwaschene Sprache und die Dösigkeit. Patienten mit AD haben diese Symptome in der Regel nicht, höchstens im Spätstadium. Auch die Krankengeschichte von Herrn V. lässt sofort den Verdacht auf eine VD aufkommen: Er leidet an drei verschieden Erkrankungen (Hypertonus, Diabetes mellitus, Hypercholesterinämie), die alle für sich genommen die Innenwände der Gefäße überall im Körper, nicht nur im Gehirn, schädigen. Außerdem hat er über Jahre geraucht. Und er hat bereits ein »Schlägelchen« (transitorisch ischämische Attacke; TIA) durchgemacht.

Das MRT hat eindeutig die klinische Verdachtsdiagnose »vaskuläre Demenz« bestätigt. Eine Liquoruntersuchung haben wir bei Herrn V. nicht durchgeführt, da hier in der Regel keine richtungsweisenden Veränderungen, wie wir sie zum Beispiel bei AD finden, auftreten. Was kann man Herrn V. und seinem Sohn empfehlen?

Therapie der VD

Es gibt keine spezifischen Medikamente zur Therapie der vaskulären Demenz. Gelegentlich werden Acetylcholinesterase-Hemmer oder Memantine, wie sie bei AD eingesetzt werden, versucht; die Wirkung ist aber in der Regel nicht überzeugend. Sogenannte »durchblutungsfördernde« Präparate halten überdies nicht das, was sie versprechen, auf sie kann daher verzichtet werden.

Wichtig und Erfolg versprechend ist es, den Schaden zu begrenzen. Der Zustand von Herrn V. wird sich zwar aller Voraussicht nach stetig verschlechtern, aber durch konsequente Behandlung seiner anderen Erkrankungen kann er die Geschwindigkeit des Prozesses möglicherweise verlangsamen. Wie bei allen anderen Demenzformen müssen möglicherweise auftretende Depressionen ebenfalls nachdrücklich mittherapiert werden, da diese psychische Störung selbst kognitive Einbußen hervorruft und bestehende noch verstärkt. Gerade im Fall von Patienten, die in der Vorgeschichte bereits depressive Episoden erlitten haben wie Herr V., muss darauf geachtet werden.

Risikovermeidung: gesunder Lebensstil

Eine zunehmende Anzahl von Menschen leiden an den »Zivilisationskrankheiten« Hypertonie, Diabetes mellitus und/oder Hypercholesterinämie, viele rauchen noch dazu! Sie haben ein hohes Risiko, Gefäßschäden mit der Folge eines Schlaganfalles, einer vaskulären Demenz, eines Herzinfarktes oder einer Verschlusserkrankung zu erleiden. Man kann sich aber schützen: Übergewicht vermeiden, Sport treiben, nicht rauchen, nur mäßig Alkohol trinken, wenigstens einmal die Woche Fisch und zweimal fleischlos essen und geistig rege bleiben, ein Hobby pflegen. Aus dem Beispiel von Herrn V. lernen wir aber auch, wie wichtig es ist, regelmäßig Medikamente einzunehmen und auf eine gute Einstellung von Blutdruck, Zucker und Blutfetten zu achten. Selbst wenn man an einer der großen Zivilisationskrankheiten leiden sollte, kann man durch konsequente Medikamenteneinnahme und Einhaltung eines gesunden Lebensstils den möglichen fatalen Folgen vorbeugen (Demenz, Schlaganfall, Herzinfarkt).

»Mein Mann sieht Dinge, die nicht da sind«

Der Malermeister und Fußballfan, Herr L.

Herr L. ist ein durchtrainierter und groß gewachsener, schlanker Malermeister mit eigenem Geschäft. Er hat sechs Angestellte, zwei davon sind seine Söhne, seine Frau macht die Buchhaltung und Organisation im Betrieb. Seine Frau hat den Termin vereinbart, weil sie sich große Sorgen um den »psychischen Zustand« ihres Mannes macht. Nachdem das Ehepaar Platz genommen hat, frage ich Herrn L., was ihn hierher führt. Er berichtet klar, deutlich und zugewandt, dass ihm in den letzten zwei Monaten das Arbeiten zunehmend schwerfalle. Er habe manchmal das Gefühl, »Blei in den Knochen zu haben«. Er müsse sich zu allem aufraffen, sei auch nicht mehr »so schnell im Kopf«, habe vieles an seine Söhne und Frau übergeben. Seine Stimmung sei durchgängig nicht gut, so richtig traurig sei er aber auch nicht, eher wie innerlich leer.

Abnahme der Begeisterungs- und Konzentrationsfähigkeit

Diese wenigen Sätze scheinen ihn schon erschöpft zu haben, er blickt Hilfe suchend seine Frau an, die dann einspringt. Nach ihrer Beobachtung habe alles schon früher angefangen, vielleicht vor vier, fünf Jahren. Ihr Mann sei ein begeisterter Fußballfan, sie hätten sich extra Premiere zugelegt, damit er alle Bundesligaspiele und die großen internationalen Wettkämpfe verfolgen kann. Auch sei er früher regelmäßig ins Stadion gegangen, um die Spiele live mitzuerleben. Ganz allmählich in den letzten Jahren sei er aber nicht mehr so begeisterungsfähig gewesen, sie habe ihn häufiger dabei ertappt, dass er vorm Fernseher gesessen und nicht das Spiel verfolgt, sondern mehr oder weniger vor sich hingestarrt habe. Diese Geistesabwesenheiten hätten deutlich in den letzten beiden Jahren zugenommen. Allerdings seien dies immer nur Episoden gewesen, zwischenzeitlich sei er dann wieder »ziemlich normal« gewesen, diese Zustände hätten tageweise gewechselt. Es seien ihr aber auch in der letzten Zeit die Schwierigkeiten ihres Mannes bei Rechenaufgaben aufgefallen. Er müsse zum Beispiel verschiedene Farben in einem bestimmten Verhältnis zueinander mischen, einfache Dreisätze, die ihm früher völlig problemlos gelungen seien, er habe das alles im Kopf gemacht, jetzt könne er es nicht mehr. Die Ehefrau wendet sich an den Mann, dem diese Schilderung offensichtlich peinlich ist und meint beruhigend, »Ich muss das doch alles sagen, sonst hat das doch keinen Sinn.« Den Söhnen sei aufgefallen, dass mit seinem Gedächtnis etwas nicht stimmt. Ihr Vater würde häufiger Dinge nachfragen, die sie ihm erst vor wenigen Stunden erläutert hätten. Er habe auch vermehrt in der letzten Zeit Kunden verwechselt. Den Söhnen sei weiter aufgefallen, dass ihr Vater gelegentlich einfach wegdöse oder aber am Schreibtisch stundenlang fast bewegungslos Löcher in die Luft starre.

Auftreten von Halluzinationen

Besonders erschreckt habe sie aber, berichtet die Ehefrau weiter, als er neulich offensichtlich etwas gesehen habe, was die anderen nicht sehen konnten (Halluzination). Sie hätten am Abendbrottisch zusammengesessen, als ihr Mann plötzlich mit der Hand neben seinem Stuhl eine abwehrende Bewegung gemacht habe. Er habe dabei gemurmelt »Geh weg, geh weg, geh weg«. Als sie ihn fragte, was er da gesehen habe, was dort wäre, sagte er: »Ja der Hund, der Hund.« Erst gestern Morgen sei wieder so etwas vorgekommen. Ihr Mann sei am Fenster in der Küche gestanden und habe nach draußen in den Hof geschaut und spielende Kinder gesehen. Der Hof sei aber leer gewesen! Solche Episoden mit Halluzinationen würden immer nur sehr kurz anhalten, aber die ganze Familie würde sich sehr deswegen ängstigen. Ich frage Herrn L., ob er mir mehr zu seinen optischen Halluzinationen erzählen kann. Er sagt: »Ne, das kommt und geht.« Er fährt fort, er habe sich schon fast daran gewöhnt, obwohl er in dem Moment, in dem die Halluzinationen auftreten, der festen Meinung sei, dass dort tatsächlich etwas sei. Unter anderen Sinnestäuschungen, wie zum Beispiel Stimmenhören, leidet Herr L. aber nicht. Auch irgendwelche Wahnvorstellungen berichtet er nicht. Seine Frau ergänzt dann noch, dass er in den letzten Monaten wohl sehr schlecht schlafe, er sei im Schlaf sehr unruhig, träume sehr heftig. Herr L. bestätigt, dass sein Nachtschlaf nicht besonders erholsam sei, Albträume habe er aber keine.

Unauffällige Krankengeschichte

Die allgemeine Krankengeschichte von Herrn L. ist unauffällig. Er sei bisher in seinem Leben nie schwer krank gewesen, musste nur einmal im Krankenhaus wegen eines Unterarmbruches behandelt werden, der komplikationslos verheilt sei. Herr L. nehme keine Medikamente ein, ernähre sich gesund, habe noch nie geraucht und trinke nur gelegentlich mal ein Bier nach der Arbeit.

Auffällig verminderte Motorik

Bei der klinisch-neurologischen Untersuchung fällt auf, dass Herr L. beim schnelleren Gehen auf dem Flur die Arme nicht mitschwingt, sondern diese eher steif herunterhängen lässt. Die weitere Untersuchung zeigt eine diskrete Erhöhung der Muskelspannung (Tonus) im Nacken, aber auch in den Armen. Außerdem eine leichte, aber doch deutliche Verminderung der motorischen Koordinationsfähigkeit der Finger und Hände: Es gelingt Herrn L. nur schlecht, mit den vier Fingern einer Hand rasch nacheinander den Daumen zu berühren. Ansonsten ist der neurologische Status im Wesentlichen unauffällig. Deutlich wird im Laufe dieser Untersuchung, dass es Herrn L. sehr schwerfällt, kompliziertere Anweisungen (zum Beispiel »nehmen Sie den rechten Arm, führen Sie ihn über den Kopf und berühren Sie mit Zeigefinger und Daumen Ihr linkes Ohrläppchen«) zu befolgen.

Konzentrations-schwierigkeiten

Zwei Tage später wird Herr L. neuropsychologisch untersucht. Die Testung fällt ihm sehr schwer, er braucht viele Pausen, da er große Schwierigkeiten hat, sich zu konzentrieren und seine Aufmerksamkeit zu fokussieren. Zusätzlich zu dieser Schwierigkeit finden sich aber noch weitere deutliche Einbußen der allgemeinen kognitiven Leistungsfähigkeit, die so gravierend sind, dass es erstaunlich ist, wie gut Herr L. trotz allem bisher seinen Alltag gemeistert hat. Seine Frau erklärt das damit, dass, eigentlich unmerklich für alle, die Söhne und sie zunehmend mehr Aufgaben von ihm übernommen hätten. Genau betrachtet, sei ihr Mann im letzten Jahr eigentlich nur noch Repräsentationsfigur gewesen. Er sei zwar wie immer ins Büro gegangen, habe sich dann aber eigentlich nur noch an den Schreibtisch gesetzt und Papiere hin- und hergeschoben.

Diagnose: Lewy-Body-Demenz

Eine MRT-Untersuchung bei Herrn L. zeigt eine mäßiggradige, aber über die Altersnorm hinausgehende globale Atrophie des Gehirns ohne Betonung bestimmter Regionen. Auch eine Liquoruntersuchung wird bei Herrn L. durchgeführt. Hier zeigt sich ein normales β-Amyloid, aber ein deutlich erhöhtes TAU: ein unspezifischer Hinweis auf eine neurodegenerative Erkrankung. Frau L. und ihr Mann waren wegen der immer wiederkehrenden optischen Halluzinationen und den Abwesenheitsperioden, dem nachlassenden Interesse und Antriebsverlust besorgt, er leide möglicherweise an einer »Psychose«, bei der doch »Halluzinationen üblich sind«. Das Ehepaar war höchst beunruhigt, Herr L. würde allmählich verrückt. Zwar kann ich ihnen versichern, dass keine Psychose vorliegt, aber die Diagnose, die ich dem Ehepaar übermitteln muss, ist vielleicht sogar noch schwieriger zu verarbeiten. Herr L. leidet an einer Lewy-Body-Demenz (LBD).

Ähnliche Symptome wie bei Parkinson

Die Lewy-Body-Demenz

Lewy-Body-Demenzen sind nicht selten. Schätzungen gehen davon aus, dass sie nach der Alzheimer und vaskulären Demenz mindestens 20 Prozent aller Demenzformen ausmachen. Männer sind häufiger betroffen als Frauen, und ihr Auftreten steigt mit zunehmendem Lebensalter. Die Erkrankung ist nach dem deutschen Neurologen Friedrich H. Lewy (1885–1950) benannt, der in histopathologischen Präparaten von Parkinson-Patienten bestimmte Einschlusskörperchen im Kern von Nervenzellen beschrieb. Heute weiß man, dass diese nach ihm benannten Lewy-Körperchen krankhafte Verklumpungen eines Proteins, dem α-Synuclein, sind, welches unter anderem eine wichtige Funktion als Transportprotein in den Gehirnzellen hat. Es ist noch nicht bekannt, wodurch es zu dieser Aggregation des α-Synucleins im Zellkern kommt. Schon Lewy selbst beschrieb, dass sich – aus weiterhin unbekannten Gründen – diese Zelleinschlüsse besonders in solchen Hirnregionen finden, die Gedächtnis und Motorik kontrollieren.

Schwierige Differenzialdiagnose

Forschungen der letzten 15 Jahre wiesen die Beteiligung von α-Synuclein bei einer Vielzahl neurodegenerativer Erkrankungen nach, wie zum Beispiel der Parkinson- und der Alzheimer-Erkrankung und anderen sehr seltenen Krankheiten. Heute werden Erkrankungen, bei denen Verklumpungen des Synucleins eine Rolle spielen, in der Gruppe der Synucleinopathien zusammengefasst. Bei Herrn L. ist die Diagnose der Erkrankung Lewy-Body-Demenz relativ leicht zu stellen, da er die typische Beschwerde- und Symptomkonstellation hat. In vielen Fällen aber ist die Erkrankung am Anfang nur schwer von der Alzheimer Demenz oder der Parkinson-Erkrankung zu unterscheiden. Aus diesen Gründen wird die LBD vermutlich häufiger als Alzheimer oder Parkinson fehldiagnostiziert.

Demenzrisiko Parkinson

In diesem Zusammenhang soll nur kurz erwähnt werden, dass mehrere neue Studien über ein hohes Risiko für die Entwicklung einer Demenz bei Patienten mit der Parkinson-Erkrankung berichtet haben. Früher ging man davon aus, dass diese neurodegenerative Erkrankung im Wesentlichen nur motorische Symptome (Zittern, Muskelanspannung, Bewegungsarmut) hervorruft und die kognitive Kompetenz kaum beeinträchtigt ist. Diese Vorstellung muss vermutlich revidiert werden.

Symptome der LBD

Bei Herrn L. sind als erstes die Schwankungen in seiner Wachheit (Vigilanz) und seiner Aufmerksamkeitsfokussierung, verbunden mit Apathie, dem »Löcher-in-die-Luft-Starren«, aufgefallen. Gleichzeitig scheint er selbst zu merken, dass seine kognitiven Fähigkeiten, besonders sein Gedächtnis und der Umgang mit Zahlen, nachlassen. Er hat sich mehr und mehr vom Geschäft zurückgezogen. Sehr bald darauf traten dann auch die optischen Halluzinationen auf. Seiner Frau und Bekannten fällt das »steife Gangbild« auf (das reduzierte Mitschwingen der Arme beim Gehen). Letztere Auffälligkeit ist ein motorisches Symptom, wie man es auch bei Parkinson-Patienten findet. Neben dieser Auffälligkeit hat Herr L. auch in der neurologischen Untersuchung Zeichen von Parkinson-ähnlichen Symptomen: einen erhöhten Muskeltonus und eine verminderte Koordinationsfähigkeit. Diese vier Beschwerdekomplexe (kognitiver Abbau, fluktuierende Vigilanz, wiederkehrende optische Halluzinationen und motorische Parkinson-Syndrome) sind die typischen Merkmale der Lewy-Body-Demenz.

Therapeutische Optionen

Ähnlich wie bei der Alzheimer-Erkrankung beschränkt sich die Behandlung der Lewy-Body-Demenz auf psychosoziale Maßnahmen und die Gabe von Acetylcholinesterase-Inhibitoren: Es gibt Hinweise darauf, dass diese Medikamente bei der Lewy-Body-Demenz zusätzlich einen positiven Einfluss auf die motorischen Symptome und die Vigilanzfluktuationen haben könnten.

Vorteile atypischer Neuroleptika

In der Psychopharmakologie werden Halluzinationen mit Medikamenten aus der Gruppe der Neuroleptika behandelt. Hier gibt es zwei Arten: die älteren, typischen Neuroleptika (zum Beispiel Haloperidol) und die neueren, sogenannten atypischen Neuroleptika (zum Beispiel Clozapin). Diese beiden Gruppen unterscheiden sich nicht in ihrer Hauptwirkung, allerdings deutlich in den Nebenwirkungen. Typische Neuroleptika führen in mittleren und höheren Dosierungen fast regelhaft zu Beeinträchtigungen der Motorik. Die Patienten sehen aus wie Parkinson-Patienten: Sie haben eine reduzierte Mimik, einen steifen Gang, wirken hölzern, fast wie »eingemauert«. Es waren im Übrigen diese Nebenwirkungen, die Psychopharmaka – ungerechtfertigter Weise – in Verruf brachten. Heute ist der Einsatz dieser typischen Neuroleptika sehr begrenzt, sie werden kaum noch gegeben. Die atypischen Neuroleptika haben – abhängig von der Dosis – diese Nebenwirkungen kaum noch.

Patienten mit der Lewy-Körperchen-Demenz sind besonders empfindlich gegenüber den motorischen Nebenwirkungen der typischen Neuroleptika, sie steifen sofort ein, zeigen Störungen in der Orientierung. Zur Behandlung der optischen Halluzinationen dürfen aus diesem Grunde bei Patienten mit LBD keine typischen Neuroleptika eingesetzt und nur solche atypischen gegeben werden, bei denen mit hoher Sicherheit keine motorischen Nebenwirkungen auftreten (zum Beispiel Clozapin).

»Eine schreckliche Veränderung«

Die Hausfrau und Gesellschafterin, Frau F.

Frau F., 52 Jahre alt, wird notfallmäßig von ihrem Ehemann und der Tochter zu uns in die Klinik gebracht. Sie kommt lachend und scheinbar gut gelaunt in unsere Halle, begrüßt den diensthabenden, jungen Assistenzarzt mit »Na, Schätzchen, sich so die ganze Nacht um die Ohren schlagen ist auch nichts, oder?« Frau F. ist etwas nachlässig gekleidet, aber dies ist vielleicht auch der fortgeschrittenen Uhrzeit geschuldet, es ist halb elf Uhr abends. Ansonsten macht sie einen gepflegten Eindruck, ist wechselnd unruhig, läuft hin und her, sitzt dann wieder in sich versunken auf dem Stuhl, am eigentlichen Gespräch beteiligt sie sich kaum. Sie fällt allerdings häufig ins Wort. Wird sie aufgefordert, ihre Sicht der Dinge zu schildern, gibt sie höchstens eine kokette Bemerkung von sich.

Eine liebevolle, engagierte Frau

Der Ehemann berichtet zur Anamnese, dass seine Frau in ihrem Leben eigentlich nie krank gewesen sei. Sie würde zwar jetzt gelegentlich über Wechseljahrbeschwerden klagen, aber ein wirkliches Problem seien diese wohl nicht.

Seine Frau und er hätten sich während der gemeinsamen Studienzeit in Freiburg kennengelernt. Sie hätten danach bald geheiratet und rasch hintereinander zwei Töchter bekommen. Sie lebten seit 20 Jahren in Berlin, wo er in einem

Verlag arbeite. Die Patientin habe mit guten Leistungen ihr Studium der Sozialpädagogik abgeschlossen, habe diesen Beruf aber nie ausgeübt. Wegen der Erziehung der Kinder hätte sie es vorgezogen, zu Hause zu bleiben. Sie habe sich Zeit ihres Lebens intensiv karitativ engagiert, sei in etlichen Vereinen in den Vorstand gewählt worden. Nachdem die Töchter, mit denen beide weiterhin einen sehr herzlichen und guten Kontakt hätten, ausgezogen seien, habe die Patientin noch zusätzlich zu ihren Vereinstätigkeiten eine Beschäftigung als Gesellschafterin einer alten Dame angenommen. Dort gehe sie dreimal pro Woche nachmittags hin, lese der Dame aus der Zeitung vor, gehe mit ihr spazieren – vor allem in den Zoo – und im Winter auch mal auf einen der Weihnachtsmärkte einen Glühwein trinken. Im Sommer genössen sie es beide, in einer der vielen Strandbars einen Cocktail zu trinken. Die alte Dame, die schwer gehbehindert sei, »aber noch vollkommen fit im Kopf«, und Frau F. wirkten in diesen Bars, unter all den jungen Leuten, häufig »wie eine Fehlbesetzung«. Beiden machten aber die verstohlenen, neugierigen Blicke »der Jugend« eine diebische Freude. Riesigen Spaß hätten sie auch, wenn sie mit den jungen Leuten ins Gespräch kämen, besonders mit Touristen aus dem Ausland. Die alte Dame spreche fließend Russisch und Polnisch, Frau F. selbst Englisch und Französisch.

Peinliches Verhalten

Der Ehemann berichtet mit feuchten Augen weiter von der »schrecklichen Persönlichkeitsveränderung«, die seine Frau seit etwa anderthalb Jahren durchmache. Obwohl sie durch ihre vielen Aktivitäten voll ausgelastet sei, habe sie sich immer wohlgefühlt, sie wäre nun mal eine »Betriebsnudel«. Sie habe aber auch ein hohes Verantwortungsbewusstsein, Taktgefühl und Empathie. Und genau diese Eigenschaften seien in den letzten Jahren allmählich verloren gegangen. Es sei geradezu unheimlich: Diese fürsorgliche und gebildete Frau mit großem Taktgefühl und besten Umgangsformen würde plötzlich in der Öffentlichkeit ungeniert Unerhörtes sagen, es sei furchtbar peinlich. Außerdem schien sie ihre gute Kinderstube vollkommen vergessen zu haben: Neulich seien sie in einem größeren Kreise vom Verlag zu einem offiziellen Dinner eingeladen gewesen. Wie so üblich, habe man am Anfang in kleinen Gruppen mit Sekt- oder Wassergläsern in der Hand beim Smalltalk zusammengestanden. Man wartete, bis der Gastgeber zum Platznehmen an der festlich gedeckten Tafel auffordern würde. Mit Entsetzen habe Herr F. aber gesehen, wie seine Frau sofort zur Tafel gegangen sei, sich einfach irgendwo hingesetzt habe und angefangen habe, sich ungeniert und geradezu gierig aus den bereitgestellten Brotkörbchen zu bedienen. Die Angestellten des Cateringservice hätten gar nicht gewusst, was sie tun sollten, die anderen Gäste hätten schon neugierig die Köpfe verdreht. Er sei zu seiner Frau geeilt, habe ihr zugeflüstert, mit ihm zu gehen und sie widerstandslos zum Auto geführt, sie hätten das Fest verlassen. Auf seine verzweifelten Fragen, warum sie so etwas tue, habe sie nur mit den Schultern gezuckt und gemeint: »Was denn?

Persönlichkeitsveränderung

Ist doch nicht so schlimm.« Dieser Vorfall habe sich erst gestern ereignet. Er habe sich mit seinen Töchtern ausgetauscht. Auch sie berichteten von »Nachlässigkeiten« der Mutter, von deren zunehmender Direktheit, nahmen es aber nicht tragisch. Eher merkwürdig hätten sie gefunden, dass ihre Mutter manchmal fahrig gewirkt hätte. Sie hätten auch miteinander darüber gesprochen, es aber auf den »großen Stress mit den vielen Verpflichtungen« zurückgeführt und der Mutter wiederholt geraten, »es mal langsamer anzugehen«.

Freunde wenden sich ab

Herr F. habe sich noch am selben Abend überwunden, die alte Dame, die seine Frau betreut, anzurufen um nachzufragen, ob auch ihr eine Veränderung bei seiner Frau aufgefallen sei. Fassungslos musste er erfahren, wie schwierig der Umgang der beiden Damen in der letzten Zeit gewesen sei. Immer und immer wieder habe die alte Dame seine Frau gebeten, nicht so »stürmisch« und »ungezogen« zu sein, habe nachgefragt warum sie sich so ungünstig verändert habe, warum sie manchmal so durcheinander und hektisch sei, habe aber nie eine befriedigende Antwort erhalten. Sie sei nahe daran, auf die Gesellschaft von Frau F. verzichten zu wollen. Nachdem Herr F. diese beunruhigenden Neuigkeiten erfahren hatte, sei ihm schlagartig klar geworden, dass er etwas unternehmen müsse, dass mit seiner Frau etwas nicht stimmen könne.

Verdacht auf Manie

Warum er denn nun notfallmäßig so spät am Abend komme? Herr F. antwortet jetzt unter Tränen: »Ich habe in meiner Not einen befreundeten Arzt angerufen. Der riet mir, meine Frau sofort in einer Psychiatrischen Klinik vorzustellen, möglicherweise habe sie ja eine manische Episode.« Der junge Assistenzarzt fragt nach, ob die Patientin jemals in ihrem Leben eine Depression oder eine Phase wie die jetzige gehabt habe. »Niemals«, sagt der Ehemann, auch sei in der Familie seiner Frau so etwas noch nicht vorgekommen. Seine Frau rauche nicht, sie trinke nur sehr mäßig Alkohol, nehme keine Tabletten, sei immer kerngesund gewesen. Der Assistenzarzt fragt noch mal genau nach, welche Verhaltensweisen sich wie verändert hätten, in welcher Reihenfolge und in welcher Zeit. Es wird klar, dass sich die Taktlosigkeit, Distanzlosigkeit und der Verlust der »sozialen Grazie« ganz allmählich im Lauf von anderthalb Jahren eingestellt haben. »Möglicherweise liegt tatsächlich eine manische Episode vor«, denkt sich der Assistenzarzt, ist sich aber nicht sicher. Er weiß, dass der Verlauf der Erkrankung bei Frau F. für eine Manie untypisch ist.

Der Assistenzarzt rät der Familie und Frau F., sich im Laufe der Woche zu weiteren Untersuchungen ambulant wieder vorzustellen, um die Verhaltensänderungen und deren Ursachen abzuklären. Alle sind mit diesem Vorschlag einverstanden, selbst Frau F. erklärt sich mit den Worten: »Klar, warum nicht, kann ja nicht schaden«, dazu bereit. Nach fünf Tagen stellt sich Frau F. zusammen mit ihrem Mann erneut vor, sie bringen MRT-Bilder ihres Gehirns mit, die auf unser Anraten hin am Vortag erstellt wurden. Frau F. erscheint wieder sehr gut gelaunt, fast euphorisch, schaut sich bei mir im Büro gründlich um, öffnet sogar die Schubladen, kichert, als sie darin einen Schreibblock entdeckt, kann aber auf meine Frage, was sie so amüsiere, nicht antworten, sondern zwinkert mir nur zu.

Wortfindungsstörung

Ich bitte Frau F. Platz zu nehmen und mir eine Geschichte zu erzählen, zum Beispiel die Geschichte von Hänsel und Gretel. Frau F. nickt begeistert mit dem Kopf und erzählt diese Geschichte weitschweifig und ausführlich, im Kern aber inhaltlich korrekt. Allerdings findet sie oft nicht die richtige Bezeichnung für Dinge oder Situationen. Der Ehemann bestätigt, dass ihm die Schwierigkeiten seiner Frau, die passenden Worte zu finden, auch schon aufgefallen seien, allerdings noch nie so deutlich wie jetzt. Dies mag daran liegen, dass Frau F. trotz ihres auffälligen Verhaltens aufgeregt ist, weil sie mich ganz offensichtlich beeindrucken will.

Diagnose: FTD

Zusammen mit dem Ehepaar und einem Kollegen von der Neuroradiologie schauen wir uns die mitgebrachten MRT-Aufnahmen an. Es ist ganz eindeutig: Es zeigt sich eine ausgeprägte Atrophie des Schläfenlappens (Temporallappen) sowie ein mäßiggradiger Schwund des Stirnlappens (Frontallappen). Anhand der Ergebnisse der MRT-Untersuchung, zusammen mit dem Querschnittsbefund und dem Verlauf der Beschwerden von Frau F., kann die Diagnose einer frontotemporalen Demenz (FTD) gestellt werden.

Zwei Tage später wird Frau F. neuropsychologisch untersucht. Die Untersuchung ist schwierig, da Frau F. sehr unaufmerksam ist, ständig ablenkt und immer wieder behutsam auf die zu lösende Aufgabe hingewiesen werden muss. Es zeigen sich vor allem Wortfindungsstörungen und Benennfehler sowie ein konkretistisches Denken und mangelnde Abstraktionsfähigkeiten. Die Uhr kann Frau F. nach vielen Auforderungen und Ermunterungen fast fehlerfrei zeichnen, das Erinnerungsvermögen ist nahezu unbeeinträchtigt. Auf eine Lumbalpunktion wird bei Frau F. verzichtet, da von dieser Untersuchung kein Informationsgewinn für FTD zu erwarten ist.

Neuropsychologische Tests

Werden nur alte Menschen dement?

Die frontotemporale Demenz

Als frontotemporale Demenz wird eine Gruppe von neurodegenerativen Syndromen zusammengefasst, die auf eine umschriebene, das heißt lokale, Atrophie von Stirn- und/oder Schläfenlappen (Frontal- und Temporallappen) des Gehirns zurückzuführen sind; andere, tiefer gelegene Hirnstrukturen können in unterschiedlichem Ausmaß aber ebenfalls verschmälert sein.

Zwei Formen der FTD

Es war der Prager Neurologe Arnold Pick (1851–1924), der erstmals 1892 einen ausgeprägten Stirn- und Schläfenlappenschwund früh verstorbener »Schwachsinniger« beschrieb. Heute werden im Wesentlichen nach klinischen Gesichtspunkten am Beginn der Erkrankung zwei Formen unterschieden, die alle in einen Verlust der intellektuellen Fähigkeiten münden. Dabei stehen aber – anders als bei der AD, VD und LBD – Orientierungsstörungen und Gedächtniseinbußen sowie der Verlust des räumlichen Vorstellungsvermögens nicht am Anfang der Beschwerden, sondern lassen sich, wenn überhaupt, erst sehr spät im Verlauf der Erkrankung nachweisen. Allerdings sind sie auch dann eher durch mangelndes Durchhaltevermögen oder Desinteresse bei der Testung zu erklären.

FTD-Typ I

Der erste Typ der FTD zeichnet sich durch eine deutliche Veränderung der Persönlichkeit mit schweren Verhaltensauffälligkeiten aus (wie bei

Frau F.). Bei unserer Patientin sahen wir enthemmtes, impulsives und sozial unangemessenes Verhalten. Es gibt aber auch Patienten, die träge, apathisch und energielos werden. Aufgrund dieser eindrücklichen Verhaltensauffälligkeiten wird dann gelegentlich fälschlicherweise eine Manie oder eine Depression diagnostiziert. Diese Form der FTD wird auch als »Pick'sche Erkrankung« bezeichnet.

FTD-Typ II

Bei der zweiten Form von FTD stehen zu Beginn der Erkrankung entweder Sprachverständnis- und Sprachproduktionsstörungen sowie Wortfindungsstörungen (»primäre progressive Aphasie«) oder Wissensverlust über Wort- und Objektbedeutungen (»semantische Demenz») im Vordergrund. Beide Haupttypen der FTD gehen in der Regel im Verlauf der Erkrankung ineinander über.

Genetische Faktoren

Die Ursachen der frontotemporalen Demenz sind unbekannt. Eine Fülle von pathologischen Veränderungen des Hirngewebes und der Hirnzellen sind beschrieben worden, ohne dass bisher ein überzeugendes Modell der Ursachen des pathologischen Prozesses erstellt werden konnte. Bei fast der Hälfte aller Patienten gibt es eine positive Familienanamnese für FTD oder für die Alzheimer- bzw. Parkinson-Erkrankung. Genetische Faktoren spielen somit eine bedeutende Rolle, vermutlich auch bei den sporadischen Fällen. An der Identifikation von genetischen Mutationen und den sich daraus ableitbaren Veränderungen biochemischer Hirnprozesse wird zurzeit intensiv gearbeitet.

Erkrankungsalter 40–65

Die FTD ist eine eher seltene Demenzform. Sie macht ca. 2–5 Prozent der Demenzen, die im Alter über 65 Jahren auftreten, aus. Bei den jüngeren Patienten hingegen wird bei bis zu 25 Prozent der Betroffenen eine FTD diagnostiziert. Das Auftretensalter der FTD liegt zwischen dem 40. und 65. Lebensjahr, Männer und Frauen sind zu gleichen Teilen betroffen. Die Erkrankungsdauer variiert von drei bis 17 Jahren mit einem mittleren Wert von acht Jahren.

Keine spezifische Therapie

Eine spezifische Therapie ist nicht bekannt. Die Verhaltensauffälligkeiten sprechen unter Umständen gut auf bestimmte Antidepressiva oder Neuroleptika an, Antidementiva sind wirkungslos. Patienten mit einer im Vordergrund stehenden Sprach- und Sprechstörung können gegebenenfalls von logopädischen Übungen profitieren. Wichtig wie bei allen Demenzen sind psychosoziale Maßnahmen (siehe S. 59–60), um den Kranken ein würdevolles Leben zu ermöglichen und ihre Angehörigen zu entlasten.

»Zu viel Nervenwasser«

Der Zugschaffner und Museumsführer, Herr H.

Herr H. ist 70 Jahre alt und stellt auf den ersten Blick das dar, was meine Oma immer einen »feinen Herren« nannte. Er hat dichtes, graues, sorgfältig gekämmtes Haar, trägt einen leichten Sommeranzug mit farblich passendem Hemd und Krawatte. Seit fünf Jahren ist Herr H. verwitwet. Er lebt seitdem mit seiner ebenfalls verwitweten 72 Jahre alten Schwester, mit der er sich zeitlebens bestens verstanden hat, zusammen. Die Schwester, Frau P., begleitet ihren Bruder zur Konsultation. Auch Frau P. ist eine sehr gepflegte ältere Dame, die, genau wie ihr Bruder, eine angenehme, zurückhaltende Freundlichkeit an den Tag legt.

Inkontinenz und Gangstörung

Als Herr H. zusammen mit seiner Schwester mein Sprechzimmer betritt, fällt sofort ein verändertes Gangbild bei ihm auf: Er geht ein klein wenig vornübergebeugt, steif, scheint aber beide Arme normal mitzuschwingen. Nachdem die beiden Platz genommen haben, frage ich Herrn H. nach dem Grund seines Besuches. Mit leiser Stimme und etwas langsam berichtet Herr H. von zunehmend »peinlichen Ereignissen«. Es scheint ihn zu beschämen, darüber zu sprechen. Seine Schwester nimmt beruhigend seine Hand und sagt: »Es bleibt alles hier unter uns, die Frau Doktor kennt so was, wir brauchen doch Hilfe.« Zögerlich berichtet Herr H. daraufhin von häufigen, in der letzten Zeit auftretenden Situationen, in denen er einen überwältigenden Drang verspüre, Wasser lassen zu müssen, es nicht mehr zur Toilette schaffe und einnässe.

Seit seiner Berentung als leitender Zugschaffner mit regulär 65 Jahren habe er noch mal eine »zweite Karriere« als Museumsführer begonnen. Er sei schon immer ausgesprochen interessiert an deutscher Geschichte gewesen, habe darüber sehr viele Bücher gelesen, wäre auch gerne als Kind auf eine weiterführende Schule gegangen, um später vielleicht mal Geschichte zu studieren, aber »das war in unserer Familie nicht üblich«. Vor fünf Jahren habe er bei der morgendlichen Zeitungslektüre eine kleine Anzeige des Museums für Deutsche Geschichte entdeckt, in der Museumswächter gesucht wurden. Ein Wächter habe er eigentlich nie werden wollen, aber Herr H. habe gedacht, »daraus kann ich was machen«, und habe sich spontan noch am selben Tag beworben. Die Bezahlung sei zwar bescheiden, aber darauf sei es ihm nicht angekommen. Er sei auch sofort genommen worden und tatsächlich habe er am Anfang in den verschiedenen Räumen einfach nur Aufsicht führen müssen. Nach und nach allerdings habe er nicht nur die Fragen der Besucher nach: »Wo sind die Toiletten? Wo ist das Museumscafé?«, beantwortet, sondern auch Geschichtsfragen erläutert und diese durch kleine, interessante Anekdoten gewürzt. Seine Kompetenz und seine Bereitwilligkeit, Wissen mitzuteilen, habe sich rasch herumgesprochen, Herr H. sei zu einer »Museumsinstitution« geworden.

Urologische Untersuchung

Umso schrecklicher sei es für ihn gewesen, als er vor etwa sechs bis acht Monaten zum ersten Mal einnässte, Gott sei Dank sei dies zu Hause passiert. Seine Schwester habe es zwar mitgekriegt, aber sonst niemand. Seine Schwester habe daraufhin angeregt, sich beim Urologen untersuchen zu lassen, möglicherweise läge eine vergrößerte Prostata vor, das wäre ja etwas ganz Übliches in seinem Alter. Der Urologe habe aber in dieser Hinsicht keine Auffälligkeiten gefunden.

Antriebslos und begriffsstutzig

Herr H. berichtet dann weiter, gelegentlich unterstützt und liebevoll korrigiert von seiner Schwester, dass er in der Folgezeit aber nicht nur zunehmende Schwierigkeiten mit dem unwillkürlichen Harnabgang, sondern auch mit dem Gehen und Denken bekommen habe. Er habe den Eindruck, seine Gliedmaßen, besonders seine Beine, würden nicht so wollen wie er. Er habe Schwierigkeiten, überhaupt »in Gang zu kommen«, beim Gehen fühle er sich wie »niedergedrückt, mit steifen Muskeln«, außerdem würde er ein wenig vornübergebeugt gehen, ob mir das schon aufgefallen sei? So zäh und unsicher wie sein Gang sei auch sein Denken. Seine Tätigkeit im Museum habe er aufgegeben, weil er Angst bekommen hatte, dort in der Öffentlichkeit einzunässen, obwohl er in den letzten Monaten Schutzwindeln getragen habe. Viel schlimmer seien aber seine Orientierungsschwierigkeiten, seine »Begriffsstutzigkeit«, seine neue Angewohnheit, Dinge unnötig häufig zu wiederholen.

Herr H. erklärt, nie in seinem Leben ernsthaft krank gewesen zu sein, keine schweren Verletzungen erlitten zu haben, sich gesund zu ernähren, noch nie viel Sport getrieben zu haben, dafür aber auch nicht geraucht oder mehr als mal ein »Bierchen an heißen Tagen« Alkohol konsumiert zu haben. Seine Schwester bestätigt diese Angaben und fügt noch hinzu, dass ihr Bruder zwar immer zurückhaltend und eher still gewesen sei, aber einen kleinen Bekanntenkreis pflege, bei dessen wöchentlichen Zusammenkünften er auch mal aus sich herausgehen würde. Meine Nachfragen zu möglicherweise vorliegenden typischen depressiven Beschwerden oder depressiven Episoden in der Vergangenheit werden von beiden verneint. Die kurze Untersuchung mit dem Mini-Mental-State-Examination ergibt bei Herrn H. einen Punktwert von 26, er hat vor allem Probleme mit dem Gedächtnis und der Orientierung. Allerdings scheint seine allgemeine intellektuelle Leistungsfähigkeit insgesamt noch gut erhalten.

Gibt es eine vorübergehende Demenz?

Demenzielles Syndrom durch Normaldruckhydrocephalus

Diagnose: Zu viel Nervenwasser

Ich veranlasse sofort bei Herrn H. eine MRT-Untersuchung, von der ich erwarte, dass sie den richtungsweisenden Befund liefert, da die Beschwerden von Herrn H., Harninkontinenz, Gedächtnisprobleme und Gangstörungen, typisch für einen Normaldruckhydrocephalus sind. Tatsächlich zeigt auch das MRT einen deutlich vermehrten Gehalt von Nervenwasser in den Hirnkammern (Ventrikeln). Im Gehirn von Herrn H. hat sich somit zu viel Nervenwasser angesammelt, welches das umgebende Hirngewebe schädigt. Noch am selben Tag werden bei Herrn H. versuchsweise 50 Milliliter Nervenwasser abgelassen, eine Prozedur, die völlig problemlos verläuft.

Therapie: Liquorpunktion

Einige Stunden später werden bei Herrn H. das Gangbild und das Gedächtnis erneut kurz getestet. Schon jetzt sieht man, dass sich das Gangbild deutlich verbessert hat, bei den Orientierungs- und Gedächtnisaufgaben ist die Verbesserung nicht so eindrücklich. Herr H. und seine Schwester werden gebeten, am nächsten Tag anzurufen, um mitzuteilen, ob sich auch die Inkontinenz verbessert hat. Sie berichten am nächsten Tag freudig, dass bisher kein Malheur mehr passiert sei. Eine Woche später werden bei Herrn H. erneut 50 Milliliter Nervenwasser abgelassen. Das

Gangbild ist jetzt fast unauffällig, die Inkontinenz verschwunden, die Orientierungsstörungen ebenso, allerdings sind noch geringgradige Gedächtniseinbußen beim unmittelbaren Behalten von Begriffen nachweisbar.

Legen eines »Shunt«

Herr H. und seine Schwester sind sehr erleichtert, fragen aber dennoch besorgt, ob dies mit den wöchentlichen Liquorpunktionen so weitergehe. Ich erläutere den Geschwistern, dass es sehr wichtig ist, die vermehrte Ansammlung des Nervenwassers zu verhindern. Damit wöchentliche Nervenwasserpunktionen entfallen, sollte ein neurochirurgischer Eingriff gemacht werden, bei der ein Verbindungsschlauch (ein sogenannter »Shunt«) zwischen den Hirnventrikeln und zum Beispiel der Bauchhöhle gelegt wird, so dass das überschüssige Nervenwasser kontinuierlich abgeleitet und kein weiterer Schaden im Gehirn angerichtet werden kann. Herr H. ist verständlicherweise zuerst erschreckt über die Aussicht, einen »Schlauch im Hirn« zu haben. Der hinzugezogene Neurochirurg kann ihn aber beruhigen, und schließlich stimmt Herr H. diesem Eingriff zu, der komplikationslos verläuft.

Regelmäßige Kontrolltermine

Herr H. stellt sich regelmäßig alle sechs bis acht Monate zusammen mit seiner Schwester bei mir in der Sprechstunde vor. Es geht ihm gut, er arbeitet zwar nicht mehr als Museumsführer wegen nach wie vor bestehender leichtgradiger Einbußen im Gedächtnis, er hat aber eine neue Beschäftigung gefunden, die ihm Freude bereitet: Er züchtet in seinem Schrebergarten nun historische Kräuter!

Normaldruckhydrocephalus
Der Normaldruckhydrocephalus (NPH; abgekürzt nach der englischen Bezeichnung »normal pressure hydrocephalus«) bezeichnet eine abnorme Zunahme des Liquors in den Hirnventrikeln. Diese entsteht durch ein Missverhältnis zwischen Liquorproduktion und -resorption. Dieses Missverhältnis führt zu einem zunehmenden Druck des Liquors auf das umliegende Hirngewebe, wodurch es geschädigt wird. Der Normaldruckhydrocephalus trägt in seinem Namen deshalb das Wort »normal«, weil der Liquordruck, den man bei der Lumbalpunktion messen kann, in der Regel unauffällig ist. Aufgrund von experimentellen Untersuchungen, bei denen man über Stunden oder Tage den Liquordruck bei Patienten kontinuierlich über einen Verweilkatheter gemessen hat, weiß man aber, dass es im Laufe von 24 Stunden zu wiederholten Liquordruckspitzen kommt, die man mit einer einmaligen Messung nicht erfasst.
Gelegentlich ist ein NPH die Folge einer früheren Hirnverletzung oder Hirnblutung. Die meisten Fälle allerdings entstehen ohne erkennbare Ursache. Der NPH tritt in der Regel im höheren Lebensalter auf, Männer und Frauen sind zu gleichen Teilen betroffen. Der NPH ist eine eher seltene Demenz-Erkrankung. Es wird geschätzt, dass bei ca. 0,5 bis 1,2 Prozent aller über 65-Jährigen, bei denen ein demenzielles Syndrom fest-

gestellt wird, ein Normaldruckhydrocephalus zugrunde liegt.
Ein Normaldruckhydrocephalus ist relativ gut zu diagnostizieren, weil die vorherrschende klinische Beschwerdekonstellation so typisch ist: Gangstörungen, Harninkontinenz und Gedächtnisprobleme. Auch ist die Erfolgsaussicht bei kontinuierlicher Liquorablassung, zum Beispiel mittels eines Shunts, hervorragend. Wenn auch in den wenigsten Fällen die Gedächtnisprobleme gänzlich verschwinden, so ist aber die Aussicht auf die Verhinderung von Schlimmerem und die Wiederherstellung des normalen Gangbildes sowie eine deutliche Verbesserung, wenn nicht sogar das Verschwinden der Inkontinenz, durchaus realistisch.

Depression und Demenz

»Ich hab' Alzheimer, ich verliere den Verstand«

Die Chefsekretärin und Skatspielerin, Frau D.

Die 72 Jahre alte Frau D. ist bedrückt. Das wird ganz offensichtlich in der Art und Weise, wie sie mit leiser Stimme langsam spricht, lange Pausen macht, kaum Blickkontakt aufnimmt, den Kopf und die Schultern hängen lässt, nicht lächelt und grau-schwarz gekleidet ist. Tonlos und nur kurz beantwortet sie Fragen nach ihrem Befinden. Sie wird glücklicherweise von ihrem 78 Jahre alten Ehemann begleitet, der selbst an einer Parkinson-Erkrankung leidet, die aber mit Medikamenten gut behandelt wird.

Plötzliche Persönlichkeitsveränderung

Es dauert eine Weile, bis ich mir ein Bild der Beschwerden von Frau D. machen kann. Sie berichtet, unterstützt von ihrem Mann, dass sich in der letzten Zeit ihre Persönlichkeit verändert habe. Dies sei relativ plötzlich aufgetreten, so im Verlauf von sechs Wochen. Sie habe sich zurückgezogen und die Tage fast nur noch im Bett verbracht. Sie sei zu nichts mehr zu bewegen gewesen, habe ihre geliebten Skatrunden, die sie davor immer regelmäßig zweimal die Woche besucht habe, völlig vernachlässigt. Sie habe kaum noch gesprochen, wenig gegessen und der Ehemann habe sie regelmäßig zum Trinken auffordern müssen, was sie aber auch nur widerwillig getan habe. Große Sorgen mache sich ihr Ehemann über den geistigen Zustand seiner Frau. Es habe fast den Anschein, als könne sie noch nicht mal »eins und eins zusammenzählen«. Neulich habe sie einfach vor dem Spiegel gestanden und anscheinend nicht mehr gewusst, wie sie die elektrische Zahnbürste benutzen soll. Er habe immer wieder versucht, ihr von den Kindern und Enkelkindern etwas Erfreuliches zu erzählen. Sie habe dann aber mehr oder weniger durch ihn hindurch gestarrt und sehr begriffsstutzig und ratlos gewirkt. Die geschilderten Ereignisse habe sie auch nicht wiederholen können, es sei so gewesen, als habe sie gar nicht gehört, was er ihr erzählte.

Wiederholt depressive Episoden

Ich frage Frau D., was ihr so große Sorgen mache, sie sehe so bedrückt aus. Sie antwortet darauf nur: »Ich hab' Alzheimer, ich verliere den Verstand.« Das weitere Gespräch mit dem Ehepaar ergibt, dass Frau D. schon mehrfach in ihrem Leben eine Depression gehabt hat, einmal sei sie deswegen auch stationär behandelt worden. Die erste Depression sei bei ihr um das 30. Lebensjahr aufgetreten und habe im Zusammenhang mit einem Orts- und Arbeitsplatzwechsel gestanden. Die letzte Depression, die zu der stationären Behandlung geführt habe, habe sie vor fünf Jahren gehabt, damals sei weder ihr noch dem Ehemann ein Auslöser erkenntlich gewesen. Sie habe sich aber sehr gut davon erholt und sei wieder vollständig genesen aus der Klinik entlassen worden. Sie nehme seit dieser Zeit dauerhaft ein für sie gut verträgliches Antidepressivum zur Vorbeugung weiterer Depressionen ein.

Die jetzige Krankheitsepisode würde nicht ihren üblichen Depressionen ähneln. Vor allem sei sie nie so zurückgezogen, so gehemmt und so verlangsamt gewesen. Während der vorhergehenden Krankheitsphasen sei sie unruhig gewesen, habe nicht still sitzen können und sei oft einfach nur hin- und hergelaufen. Außerdem seien Herrn D. damals keine Einbußen beim Gedächtnis aufgefallen.

Frau D. wird gefragt, ob sie einverstanden sei, hier stationär aufgenommen zu werden. Sie schaut nur stumm auf ihren Mann, zuckt mit den Achseln und meint: »Ich weiß nicht.« Ihr Mann bittet aber um stationäre Aufnahme, da er sich auch Sorgen um die Pflege seiner Frau macht, die er kaum bewältigen könne. Außerdem möchte er, dass sie untersucht und hoffentlich erfolgreich behandelt wird.

Diagnose: Schwere Depression

Frau D. wird auf unserer Spezialstation für Depressionen aufgenommen. Die eingehende Exploration, die Beobachtung von Frau D. und die Verhaltensanalyse, die weiteren klinisch-internistischen und klinisch-neurologischen Untersuchungen sowie ein MRT, das zwar eine geringgradige Atrophie des gesamten Gehirns zeigt, aber noch im Bereich der sogenannten »Altersnorm« liegt, unterstützen die Diagnose einer erneuten schweren depressiven Episode.

Verminderung von Konzentration und Tempo

Die durchgeführte neuropsychologische Testung ergibt erhebliche Schwierigkeiten, eine vorgegebene Wortliste wieder zu erinnern. Wenn ihr allerdings die Neuropsychologin Hilfe anbietet (zum Beispiel wenn das Wort »Tisch« lautet, das erinnert werden soll, gibt man die Hilfe: »da war noch ein Möbelstück«), kann sie die Aufgabe leidlich gut lösen. Die Wortflüssigkeit ist ebenfalls deutlich reduziert und bei allen Tests, bei denen es auf Konzentration und Tempo ankommt, zeigt Frau D. schlechte Leistungen. Auch fällt es ihr sehr schwer, eine Uhr zu zeichnen. Als ihr aber eine gezeichnete Uhr vorgelegt wird und sie gebeten wird, diese abzuzeichnen, erledigt sie diese Aufgabe fehlerfrei. Bei Frau D. liegt somit ein demenzielles Syndrom vor: Sie hat erhebliche kognitive Einbußen und sie ist nicht mehr in der Lage, ihren Alltag zu bewältigen; sie leidet aber auch an einer erneuten Depression. Hat Frau D. also »Alzheimer und Depression?«, wie ihr Mann ängstlich fragt.

Erhöht eine Depression das Risiko, an einer Demenz zu erkranken?

Demenzielles Syndrom bei Depressionen

Es ist seit Langem bekannt, dass schwer depressiv Erkrankte erhebliche kognitive Defizite haben können, besonders wenn sie älter sind. Auch nur leicht Erkrankte und jüngere Patienten zeigen regelhaft kognitive Einbußen in Form von Konzentrations- und Aufmerksamkeitsdefiziten. In der Regel verschwinden diese Beschwerden aber mit Besserung der Depression.

Depression und Kognition

Psychologisch ist es nachvollziehbar, dass depressive Patienten, die so gehemmt und verlangsamt sind wie Frau D., die Interesse und Motivation verloren haben, müde sind und kaum noch Energie verspüren, auch vermindert kognitive Leistungen erbringen können. Warum dies aber letztlich der Fall ist und welche biochemischen Veränderungen im Gehirn dies bedingen, ist nicht geklärt. Offensichtlich scheinen während einer schweren Depression – besonders bei älteren Menschen – die Nervenzellen weniger aktivierbar zu sein. Es gibt eine Fülle von Untersuchungen, die versucht haben, verschiedene kognitive Auffälligkeiten bei Depressiven mit unterschiedlichen Aktivierungsmustern im Gehirn in Verbindung zu bringen. Fasst man diese Untersuchungen zusammen, so muss man konstatieren, dass sich kein klares Bild ergibt.

Medikation und Therapie

Wir haben gesehen, dass depressive Patienten kognitive Einbußen haben und wir können davon ausgehen, dass sich diese mit Aufhellung der Depression bessern. So ist es auch im Falle von Frau D. geschehen. Sie wird in den ersten zwei Wochen auf eine antidepressive Kombinationsmedikation, die sie sehr gut verträgt, eingestellt, gleichzeitig wird eine behutsame, allgemeine Aktivierungstherapie bei ihr durchgeführt. Nach drei Wochen geht es ihr dann emotional und kognitiv deutlich besser. Jetzt kann sie an unseren Gruppenpsychotherapien für ältere Depressive teilnehmen, von denen sie auch deutlich profitiert. Später wird das psychotherapeutische Angebot bei ihr erweitert. Sie nimmt an der Genuss- und Entspannungsgruppe teil und wird ermutigt, eine kleine Skatrunde auf der Station zu organisieren. Nach acht Wochen wird Frau D. in gutem Zustand wieder nach Hause entlassen. Obwohl sie, wie auch ihr Ehemann berichtet, »von außen betrachtet eigentlich wieder ganz die Alte ist«, gibt Frau D. an, dass sie trotz aller deutlicher Besserungen sich immer noch etwas schwer tue beim Skatspielen: Es sei nicht nur die Konzentration, es sei auch die Schnelligkeit, sich rasch auf die Mitspieler einstellen zu können, im Kopf die Rechenprozeduren flink durchzuführen. Sie fragt sich: »Kann da noch was kommen?«

Depression als Risiko für MCI

Frau D. spricht etwas an, was in den letzten 20 Jahren Gegenstand vieler Beobachtungsstudien gewesen ist. Es gilt, der Frage nachzugehen, ob solche Patienten, die wiederholt depressive Episoden in ihrem Leben erleiden, möglicherweise ein höheres Risiko haben, ein demenzielles Syndrom vom Alzheimer-Typ zu entwickeln. Letztendlich ist diese Frage bis heute nicht geklärt. Es gibt Studien, die dafür sprechen, andere aber sprechen dagegen. Dennoch wird vermutet, dass ältere depressive Patienten, die deutliche kognitive Defizite während der akuten Depression haben und nach vollständigem Verschwinden (Remission) der Depression weiterhin objektiv nachweisbare kognitive Einbußen haben, die sie auch subjektiv beklagen, vielleicht doch ein höheres Risiko haben, in den nächsten drei bis fünf Jahren ein MCI Syndrom zu entwickeln. Aus diesem Grund sollte man Patienten mit einer Verlaufs- und Befundkonstellation wie Frau D. jährlich einmal untersuchen und vor allem darauf achten, dass diese Patienten möglichst keine Depression mehr erleiden. Da Depressionen insgesamt gut behandelbare Erkrankungen sind und wir mit der Kombination von medikamentöser und Psychotherapie sowie einer Vielzahl unterstützender anderer Maßnahmen hervorragende therapeutische Optionen haben, sollte alles daran gesetzt werden, Depressionen, besonders bei Älteren, rasch und effizient zu behandeln.

Schluss

Was getan werden muss, damit Demenz ihren Schrecken verliert

Die Menschen werden immer älter, sie bleiben aber im Vergleich zu unseren Großeltern im Alter länger gesünder. Es ist dennoch nicht zu leugnen, dass sich mit zunehmendem Alter vermehrt behandlungsbedürftige Krankheiten entwickeln. Die berühmte »Berliner Altersstudie« (1999) ergab, dass 93 Prozent der 70-Jährigen regelmäßig den Hausarzt aufsuchten, 60 Prozent davon benötigten zusätzlich eine fachärztliche Betreuung. Fast 100 Prozent der Betagten und Hochbetagten nahmen verschreibungspflichtige Arzneimittel ein, die allermeisten (96 Prozent) sogar vier bis sechs verschiedene Medikamente. Trotz dieser offensichtlichen Einschränkungen der Gesundheit lebten immerhin 80 Prozent der älteren und alten Berliner in einer Privatwohnung und führten weitestgehend ein selbstständiges Leben, nur 8 Prozent waren – nach den Kriterien der Pflegeversicherung – pflegebedürftig.

Demenzen werden zunehmen

Professionelle, ambulante Pflege- und Alltagsunterstützung wird in der Regel von älteren

Menschen mit »körperlichen« Erkrankungen nachgefragt (zum Beispiel schweren Gelenkschäden, Diabetes etc.) und von solchen Demenzkranken, denen ein Partner fehlt, wo aber die Kinder (das sind meistens die Töchter) die Pflege übernommen haben. Institutionelle Hilfen wie zum Beispiel Altentagesstätten und Unterbringungen in Pflegeheimen oder Wohngemeinschaften werden überwiegend von Patienten mit einer Demenz in Anspruch genommen. Der in der Regel langsame (5–15 Jahre) aber stetige Prozess der Neurodegeneration bedingt eine lange Dauer der Pflegebedürftigkeit. Mit dem Ansteigen des Anteils von Hochbetagten an der Bevölkerung werden nach allen Prognosen Demenzen, besonders die Alzheimer Demenz, zunehmen, und ein stetig größer werdender Teil der Bevölkerung wird auf ständige Hilfen angewiesen sein. Politiker werden daher auch nicht müde, die enorme sozioökonomische Last zu beschwören, die mit Sicherheit in den nächsten Dekaden auf unsere Gesellschaft zukommen wird.

»Das langsame Entschwinden«

Man kann die subjektive Bürde, die eine Erkrankung für den individuellen Patienten und seinen Angehörigen darstellt, nicht objektiv bemessen. Was ist schlimmer? Krebs oder Alzheimer? Eine unsinnige Abwägung! Ich habe dennoch viele Angehörige erlebt, die es als enorm belastend empfanden, »dem langsamen Entschwinden« – wie Inge Jens es ausdrückt – zusehen zu müssen. »Wenn er/sie Krebs hätte, könnte ich mich wenigstens noch unterhalten, er/sie wäre noch der Partner, den ich kenne, ich hätte ihn/sie nicht schon ›lebend verloren‹, ich wäre nicht so hilflos.« Dieses und Ähnliches wird mir immer wieder von Angehörigen berichtet. Patienten, besonders die, die am Beginn der Erkrankungen stehen, haben Angst zu »verdämmern«, Angst vor der völligen Abhängigkeit von anderen, vor dem Verlust der Kommunikationsfähigkeit. Ich verstehe das sehr gut, ich glaube jeder kann diese Ängste nachvollziehen und man sollte sie auch aussprechen.

Notwendig: Effektivere Therapien

Damit die Demenz-Erkrankungen ihren Schrecken verlieren, muss die Therapieforschung intensiviert werden. Bisher gibt es weder medikamentöse noch psychosoziale Möglichkeiten, das Fortschreiten des neurodegenerativen Prozesses deutlich zu verlangsamen, zum Stillstand zu bringen oder (und es ist fraglich, ob das überhaupt möglich ist) die kognitiven Defizite gar zum Verschwinden zu bringen. Heute verfügbare Medikamente können, wie wir gesehen haben, immerhin über sieben bis neun Monate den Krankheitsverlauf verzögern. Psychotherapeutische Verfahren helfen – gegebenenfalls in Kombination mit Antidepressiva oder Neuroleptika – vor allem Ängste, Depressionen und »herausforderndes Verhalten« beim Betroffenen zu lindern. Das reicht aber noch nicht. Wir brauchen effektive Medikamente.

Herausforderung: Grundlagenforschung

Um wirkungsvolle Antidementiva zu entwickeln ist es hilfreich, die zugrundeliegenden, krankhaften Hirnprozesse zu kennen. Deshalb müssen der Grundlagenforschung ausreichend finanzielle Ressourcen zur Verfügung gestellt werden. Dabei sollten die Geldgeber wie die Deutsche Forschungsgemeinschaft (DFG) oder das Bundesministerium für Forschung (BMBF) aber nicht nur den sogenannten »Mainstream« unterstützen, sondern auch Projekte fördern, die in Konkurrenz oder im Widerspruch zu gängigen Vorstellungen oder Modellen stehen. Die Geschichte der Pharmakologie lehrt uns, dass nicht wenige, höchst wirksame Medikamente durch »Serendipität« entdeckt wurden. Damit ist eine Entdeckung gemeint, die aus sorgfältiger Beobachtung, verbunden mit kreativem Denken und Zufall entstanden ist. Beispiele aus der Medizin sind die Entdeckung des Penicillin, des Aspirin, der Antidepressiva, des Lithium, der Phosphodiasterase-Hemmer (Viagra®) und vieles mehr. Vielleicht gelingt es einem klinisch versierten und kreativen Arzt ja demnächst, ein effektives Antidementivum nach diesem Serendipitätsprinzip zu finden.

Stärkung der klinischen Forschung

Bis es so weit ist, sollte aber unbedingt in Deutschland die klinische Forschung gestärkt werden, damit rascher und zuverlässiger durch innovative klinische Studien entschieden werden kann, wie hilfreich beim Menschen Therapieentwicklungen aus den Laboren der Grundlagenforschung wirklich sind, und um den Grundlagenforscher über klinische Probleme und Belange zu informieren.

Kein Pessimismus!

Es mag jetzt der ein oder andere Leser die Nase rümpfen, weil er oder sie dieses Fazit einerseits als zu pessimistisch und andererseits als zu forschungsbetont empfindet. Ja, auch ich mache mir manchmal Sorgen, dass ich später einmal an einer Demenz erkranken könnte, wer tut das nicht? Und ich weiß, dass die Entwicklung effektiver Antidementiva eines der wichtigsten Anliegen der Gesellschaft sein muss. Dieses Ziel kann nur durch Forschung erreicht werden. Ich bin aber auch der festen Überzeugung, dass eine kreative und kooperative Forschung in Laboren und Kliniken in nicht allzu ferner Zukunft ein wirkungsvolles Antidementivum entwickeln kann.

Literaturempfehlungen

- **Andreasen, Nancy:** Brave New Brain: Geist, Gehirn, Genom. Berlin, 2002
- **Berger, Hannah:** Ein langer Abschied – Keine Angst vor Alzheimer. Eine Biografie. Frankfurt, 2007
- **Förstl, Hans (Hg.):** Demenzen in Theorie und Praxis. Heidelberg, 2008
- **Füsgen, Ingo; Frölich, Lutz (Hg.):** Leitlinien bei Demenz: Inhalte – Umsetzung – Perspektiven. Dokumentationsband 26, Wiesbaden, 2009
- **Gleiter, Christoph H.; Volz, Hans-Peter (Hg.):** Antidementiva: Physiologie, Pharmakologie und klinische Anwendung. Medizinisch-pharmakologisches Kompendium Band 19, Stuttgart, 2007
- **Herschkowitz, Norbert:** Das Gehirn. Wissen, was stimmt. Freiburg, 2007
- **Heuser, Isabella; Anghelescu, Ion:** Kognitives Altern und Demenz-Erkrankungen. Bremen, 2003
- **Krämer, Günter; Förstl, Hans:** Alzheimer & andere Demenzformen: Antworten auf die häufigsten Fragen. Stuttgart, 2008
- **Kurz, Alexander (Hg.):** Handbuch der Betreuung und Pflege von Alzheimer-Patienten. Stuttgart, 2005
- **Maurer, Konrad; Maurer, Ulrike:** Alzheimer: Das Leben eines Arztes und die Karriere einer Krankheit. München, 1998

- **Lindenberger, Ulmann; Smith, Jacqui; Mayer, Karl Ulrich; Baltes, Paul (Hg.):** Die Berliner Altersstudie. Berlin, 1999
- **Wahl, Hans-Werner; Mollenkopf, Heidrun (Hg.):** Alternsforschung am Beginn des 21. Jahrhunderts: Alterns- und Lebenslaufkonzeptionen im deutschsprachigen Raum. Mannheim, 2007
- **Zacharias, Sylvia:** Diagnose Alzheimer: Helmut Zacharias. Heidelberger Hirnliga e. V., 2000

Glossar

α-Synuclein: Ein Protein, das sich intrazellulär in verschiedenen Gehirnregionen findet und das bei der Lewy-Body-Demenz aus bisher ungeklärten Gründen aggregiert. α-Synuclein-Verklumpungen, die Lewy-Körperchen, finden sich auch bei Patienten mit der Alzheimer- und der Parkinson-Erkrankung.

β-Amyloid: Ein kleines Peptid, das sich als Plaques bei Menschen mit neurodegenerativen Erkrankungen, vor allem mit Alzheimer Demenz, findet. Oligomere des β-Amyloid schädigen nach neueren Erkenntnissen die Synapsen und bedingen dadurch kognitive Einbußen.

Acetylcholin: Ein wichtiger Neuotransmitter im Gehirn, der viele kognitive Prozesse beeinflusst

Aggregation: Die krankhafte Verklumpung von Proteinen, entweder innerhalb oder außerhalb einer Hirnzelle

Allele: Zustandsformen von Genen auf den Chromosomen. Beim Menschen liegen alle Chromosomen (bis auf die Geschlechtschromosomen X und Y) in zweifacher Ausführung vor, so dass es zwei Allele für ein Merkmal gibt. Diese Allele können entweder gleich oder unterschiedlich sein.

Alzheimer-Erkrankung: Eine neurodegenerative Erkrankung, deren hervorstechendes Symptom zu Beginn der Erkrankung Gedächtniseinbußen sind.

Anamnese: Krankengeschichte eines Patienten

Aphasie, primär progressive: Eine Unterform der fronto-temporalen Demenz, bei der zu Beginn der Erkrankung Sprachstörungen im Vordergrund stehen.

APOE: Ein Protein, welches beim Fettstoffwechsel eine wichtige Rolle spielt. Es kommt in vier verschiedenen Formen vor, APOE 1 bis 4. Menschen, die ein oder zwei APOE 4-Allele tragen, scheinen ein höheres Risiko für die Entwicklung einer Alzheimer Demenz zu haben.

Atrophie: Schwund

Autosomal-dominant: Ein Vererbungsgang, bei dem 50 Prozent der Nachkommen mit 100-prozentiger Sicherheit eine Erkrankung entwickeln.

Axon: Faserartiger Fortsatz einer Nervenzelle, der Informationen in Form von elektrischen Nervenimpulsen von Zelle zu Zelle weiterleitet.

Biomarker: Biologische Merkmale, die gemessen werden können und die auf einen bestimmten Krankheitsprozess hinweisen.

Bradykardie: Verlangsamung des Herzschlages

Burn-out: Populäre Bezeichnung für eine Depression

Clozapin: Ein atypisches Neuroleptikum, das kaum motorische Nebenwirkungen hat.

Computertomografie (CT): Die Darstellung (Bildgebung) von Organen (in unserem Fall des Gehirns) mittels Röntgenstrahlen und rechnerbasierten dreidimensionalen Rekonstruktionen aus vielen verschiedenen Einzelschnitten. Die CT arbeitet im Gegensatz zur Magnetresonanztomografie mit Röntgenstrahlen.

Demenz: Abgeleitet aus dem Lateinischen »De«, was soviel wie »weg« oder »ab« bedeutet und »mens«, was »Denkvermögen«, »Vernunft« oder »Verstand« bedeutet. Demenz wird definiert als der Verlust früher vorhandener Intelligenz.

Demenz, semantische: Gehört wie die primär progressive Aphasie zu der zweiten Gruppe der fronto-temporalen Demenzen und ist charakterisiert durch den Verlust des Wissens über Objektbenennung und Objektbedeutung.

Demografischer Faktor: Ein soziologischer Begriff, der das starke Anwachsen der älteren Bevölkerungsgruppe bezeichnet.

Depression: Eine der häufigsten Erkrankungen weltweit (Volkskrankheit) mit folgenden Hauptmerkmalen: Stimmungsverschlechterung mit dem Gefühl von eigener Wertlosigkeit und Unvermögen, zum Teil verbunden mit Lebensüberdrussgedanken und dem Wunsch zu sterben, Antriebsverminderung oder Unruhe, kognitive Einbußen, Schlaf-, Appetit- und sexuelle Störungen.

Diabetes mellitus: Zuckerstoffwechselkrankheit, die als »Zivilisationskrankheit« eine immer größere Rolle spielt. Ein Diabetes mellitus, der im höheren Lebensalter auftritt und regelhaft mit Übergewicht verbunden ist (sogenannte Typ II-Diabetes), kann schon alleine durch eine deutliche Gewichtsreduktion und vermehrte sportliche Aktivität gut behandelt werden.

Differentialdiagnose: Erkrankung mit ähnlichen Symptomen und Beschwerden, die vom Arzt neben der eigentlichen Verdachtsdiagnose ebenfalls als mögliche Ursachen der Beschwerden herangezogen werden.

Donepezil (Aricept®): Ein Antidementivum aus der Gruppe der Acetylcholinesterase-Hemmer. Das Medikament wirkt am synaptischen Spalt und verhindert dort die rasche Verstoffwechselung des Acetylcholin, wodurch dieser Neurotransmitter länger wirken kann und so kognitive Prozesse unterstützt.

Fronto-temporale Demenz (FTD): Eine Gruppe von neurodegenerativen Erkrankungen, bei der eine einseitige oder beidseitige Atrophie der Frontal- und Temporallappen auftritt. Die Ursache der Erkrankung ist unbekannt.

Galantamin (Reminyl retard®): Ein Acetylcholinesterase-Hemmer, der als Hartkapsel zur verzögerten Wirkungsfreisetzung vorliegt.

Gerontopsychiater: Ein Facharzt, der sich auf neuropsychiatrische Erkrankungen im höheren Lebensalter spezialisiert hat.

Ginkgo biloba: Eine Pflanze, die die besonders im Alter nachlassenden kognitiven Fähigkeiten verbessern soll (Phytopharmakon).

Glutamat: Der am weitesten verbreitete, erregende Neurotransmitter im Gehirn.

Halluzinationen: Sinneswahrnehmungen ohne physikalischen Auslösereiz aus der Umwelt

Haloperidol: Ein Medikament aus der Gruppe der sogenannten typischen Neuroleptika.

Diese Substanzen haben ein deutlich erhöhtes Risiko, nach Einnahme ausgeprägte motorische Nebenwirkungen hervorzurufen. Sie werden heute kaum noch eingesetzt.

Hippocampus: Eine Hirnstruktur, die sich im Temporallappen befindet und unter anderem eine wichtige Relaisstation für das Prozessieren von Informationen und Gedächtnisaufgaben darstellt.

Hydrocephalus: Lateinisch für »Wasserkopf«. Beim Normaldruck-Hydrocephalus kommt es zu einem Missverhältnis zwischen Liquorproduktion und -resorption mit der Folge einer vermehrten Liquoransammlung im Gehirn und einer Schädigung des Hirngewebes.

Hypercholesterinämie: Erhöhte Blutfette. Dabei wird unterschieden zwischen dem »guten« Cholesterin (HDL-Cholesterin) und dem »bösen« Cholesterin (LDL-Cholesterin).

Lewy-Body-Demenz (LBD): Eine besondere Form der Demenz, bei der sich neben kognitiven Störungen auch motorische Auffälligkeiten wie bei der Parkinson-Erkrankung zeigen.

Lewy-Körperchen: Abnorme Anhäufung von veränderten α-Synuclein-Proteinen, die sich außerhalb des Zellkerns im Zellkörper ablagern. Sie treten hauptsächlich bei der Parkinson-Erkrankung und bei der Lewy-Body-Demenz auf. Sie können aber auch bei anderen neurodegenerativen Erkrankungen wie der Alzheimer-Demenz gefunden werden.

Liquor: Nervenwasser, welches das Gehirn und das Rückenmark zum Schutz vor Verletzungen und Infektionen umgibt.

Lumpalpunktion: Die Entnahme von Liquor. Dabei wird im Bereich der Lendenwirbelsäule eine dünne Nadel in den Rückenmarkskanal eingeführt und Liquor abgelassen. Eine Verletzung des Rückenmarks muss nicht befürchtet werden, da das Rückenmark nicht bis in den Lendenwirbelkanal hineinreicht.

Magnetresonanztomografie (MRT): Bildgebendes Verfahren, bei dem – ähnlich wie bei der Computertomografie – Schnittbilder erzeugt werden und dann rechnergestützt wieder zusammengesetzt werden. Im Gegensatz zur CT kommen bei der MRT keine Röntgenstrahlen zur Anwendung. Die MRT basiert auf sehr starken Magnetfeldern und elektromagnetischen Wechselfeldern im Radiofrequenzbereich, mit denen bestimmte Atomkerne im Körper angeregt werden.

Memantine: Ein Antidementivum, welches zugelassen ist für die mittelschwere bis schwere Alzheimer Demenz. Die Substanz wirkt auf den Neurotransmitter Glutamat.

Mikrotubuli: Proteinfäden, die das Gerüst (Cytoskelett) von Zellen bilden und für die Stabilität sowie für Bewegung und Transporte innerhalb der Zelle verantwortlich sind.

Mild Cognitive Impairment (MCI): Ein Zustand, bei dem subjektiv kognitive Einbußen, vor allem Gedächtnisstörungen, beklagt werden. In neuropsychologischen Tests sind diese Klagen auch objektivierbar. Die Einbußen sind aber nur so gering ausgeprägt, dass der Betroffene in seinem Alltag selbstständig und problemlos zurechtkommt. MCI ist keine offizielle

Diagnose und wird heute, besonders wenn Gedächtniseinbußen der Hauptbefund sind, als ein Prä-Alzheimer-Syndrom, oder englisch: *prodromal Alzheimer's disease* (PAD), verstanden. Menschen mit MCI haben ein hohes Risiko, eine Alzheimer Demenz zu entwickeln.

Mini-Mental-State-Examination (MMSE): Ein Kurztest, bei dem den Patienten Aufgaben aus verschiedenen kognitiven Domänen vorgelegt werden, wie dem Gedächtnis, der Wortverständnisfähigkeit, der Wortflüssigkeit und den rechnerischen und planerischen Fähigkeiten. Der Untersuchte kann maximal 30 Punkte erreichen.

Mixed Dementia (MD): Englische Bezeichnung, die auch im Deutschen gebräuchlich ist und die Vorstellung ausdrückt, dass einem demenziellen Syndrom sowohl die Alzheimer-Erkrankung als auch vaskuläre Faktoren zugrunde liegen.

Neurodegenerative Erkrankung: Eine Gruppe von Gehirnerkrankungen, bei denen ein fortschreitender Verlust von Nervenzellen zu Störungen des Verhaltens, der Kognition und/oder der Motorik führt.

Neuroleptika: Psychopharmaka, die besonders bei Wahnbildung, Halluzinationen oder Verhaltensauffälligkeit wie Unruhe und Aggressivität gegeben werden.

Neuropathologe: Ein Facharzt, der post mortem (nach dem Tod) unter anderem das Gehirn des Verstorbenen untersucht.

Neuropsychologische Testung: Eine Untersuchung, bei der eine Vielzahl von kognitiven Aufgaben, die unterschiedliche intellektuelle Funktionen zu ihrer Lösung benötigen, bearbeitet werden müssen. Es werden aber nicht nur die im engeren Sinne kognitiven Fähigkeiten überprüft, sondern auch Stimmung und Verhalten sorgfältig beobachtet.

Neurotransmitter: Ein Nervenbotenstoff, der das elektrische Signal einer Zelle in ein chemisches umwandelt und so die elektrische Information im Zwischenraum zwischen zwei Nervenzellen (Synapsen) überträgt. Wichtige Neurotransmitter sind Acetylcholin, Serotonin, Dopamin, γ-Aminobuttersäure und Glutamat. Es gibt aber weitaus mehr Neurotransmitter, deren Funktionen zum Teil noch unbekannt sind.

Parkinson-Erkrankung: Eine neurodegenerative Erkrankung, bei der im Vordergrund der Beschwerden – zumindest zu Beginn – Störungen der Motorik mit Zittern (Tremor), Bewegungsarmut (Akinese) und erhöhter Muskelanspannung (Rigor) stehen.

Pick'sche Erkrankung: Gehört zu den fronto-temporalen Demenzen und bezeichnet ein neurodegeneratives Syndrom, bei dem – anders als bei der Alzheimer-Erkrankung – Gedächtnis- und Orientierungsstörungen sowie Beeinträchtigung der visuell räumlichen Fähigkeiten nicht auftreten, aber eine eindrückliche Persönlichkeitsveränderung im Vordergrund steht.

Plaques: Schon von Alois Alzheimer beschriebene Verklumpungen des β-Amyloid, die sich außerhalb der Nervenzellen niederschlagen. Sie finden sich bei der Alzheimer-Erkrankung weitverbreitet im Gehirn, sind aber auch schon bei nicht-dementen älteren Menschen beschrieben worden.

Positronenemissionstomografie (PET): Ein tomografisches Verfahren (siehe auch CT und MRT), bei der die Aufnahme von radioaktiv markierter Glukose im Gehirn gemessen wird. Daraus lassen sich Rückschlüsse auf den Zustand der Nervenzellen treffen: Nervenzellen, die nicht mehr funktionstüchtig sind, nehmen keine Glukose mehr auf, gesunde Nervenzellen nehmen viel Glukose auf.

Prävention (primäre, sekundäre): Vorbeugung von Erkrankungen. Primäre Prävention bezeichnet Maßnahmen zur Vorbeugung von Erkrankungen bei Gesunden; typisches Beispiel sind die Kinderschutzimpfungen. Sekundäre Prävention bedeutet die Verhinderung von Folgeerkrankungen beim Vorliegen von solchen Krankheiten, die mit einem hohen Risiko für weitere Erkrankungen vergesellschaftet sind. Beispiel: MCI und Alzheimer Demenz, oder hoher Blutdruck und Schlaganfall oder Herzinfarkt.

Rivastigmin (Exelon®): Ein Antidementivum aus der Gruppe der Acetylcholinesterase-Hemmer, welches für die leichte bis mittelschwere Alzheimer Demenz und die Lewy-Body-Demenz zugelassen ist. Rivastigmin ist als Pflasterapplikation erhältlich.

Secretasen: Eine Gruppe von Enzymen, die größere Proteine – im Fall der Alzheimer-Erkrankung das Amyloid-Vorläufermolekül – an verschiedenen Stellen in kleine Stücke schneidet. Secretasen werden auch als »molekulare Scheren« bezeichnet.

Secretase-Hemmer: Experimentelle Medikamente, die zur ursachengeleiteten Behandlung der Alzheimer-Erkrankung entwickelt wurden und sich noch im Versuchsstadium befinden. Diese Substanzen sollen verhindern, dass bestimmte Secretasen das Vorläufermolekül des Amyloid-Proteins an »falschen Stellen« in kleinere, schädigende Stücke zerlegen.

Suszeptibilitätsgene: Gene, bei deren Vorliegen das Risiko für das Auftreten einer bestimmten Erkrankung erhöht ist, die aber für sich allein die Erkrankung nicht auslösen. Um die Krankheit auszulösen müssen noch andere Faktoren, die im Fall der Alzheimer-Erkrankung (noch) nicht bewiesen sind, hinzukommen.

Synapse: Ein schmaler Spalt zwischen den Nervenzellen, in dem elektrische in chemische Impulse mithilfe von Neurotransmittern umgewandelt und weitergeleitet werden. Im Falle der Alzheimer-Erkrankung wird vermutet, dass kleine, oligomere Amyloide besonders die Synapsen schädigen und es dadurch zu den kognitiven Defiziten und Zelluntergängen kommt.

Synkope: Eine plötzlich auftretende Bewusstlosigkeit (»Ohnmachtsanfall«), die durch eine vorübergehende Minderdurchblutung des Gehirns aus verschiedensten Ursachen zustande kommt.

Synucleinopathien: Darunter wird eine Gruppe von neurodegenerativen Erkrankungen verstanden, bei der die Proteinstruktur des α-

Synucleins verändert ist und sich als Aggregat in der Hirnzelle ablagert (Lewy-Körperchen).

Tangles (neurofibrilläre Bündel): Sie wurden erstmals von Alois Alzheimer beschrieben, der sie vermehrt im Gehirn von dementen Patienten fand. Es handelt sich dabei um strukturelle Veränderungen des TAU-Proteins.

TAU (hyperphosphorylisiertes): Ein Protein, welches an der Beteiligung der regelrechten Funktion der Mikrotubuli beteiligt ist. Im Falle von Tangles wird es – aus unbekannten Gründen – hyperphosphoryliert. Es aggregiert dann in unlöslicher Form und beeinträchtigt die Zellfunktion.

Transitorisch-ischämische Attacke (TIA): Kurzzeitige neurologische Ausfälle wie zum Beispiel Sprach- oder Sehstörungen, halbseitige Lähmung von Armen und/oder Beinen, die sich nach längstens 24 Stunden vollständig zurückgebildet haben. Sie entstehen durch eine Sauerstoffminderversorgung des Gehirns und gelten als Risikofaktor für die Entwicklung eines Schlaganfalls. Heute weiß man, dass schon bei einer TIA-Dauer von länger als 10 Minuten die Gefahr eines später auftretenden Schlaganfalls in Abhängigkeit vom Alter des Patienten deutlich erhöht ist.

Vaskuläre Demenz (VD): Eine Demenzerkrankung, bei der die Ursache in einer chronischen Minderversorgung des Gehirns mit Sauerstoff und Nährstoffen infolge von Gefäßschäden gesehen wird.

Vigilanz: Wachheit